たった3分で

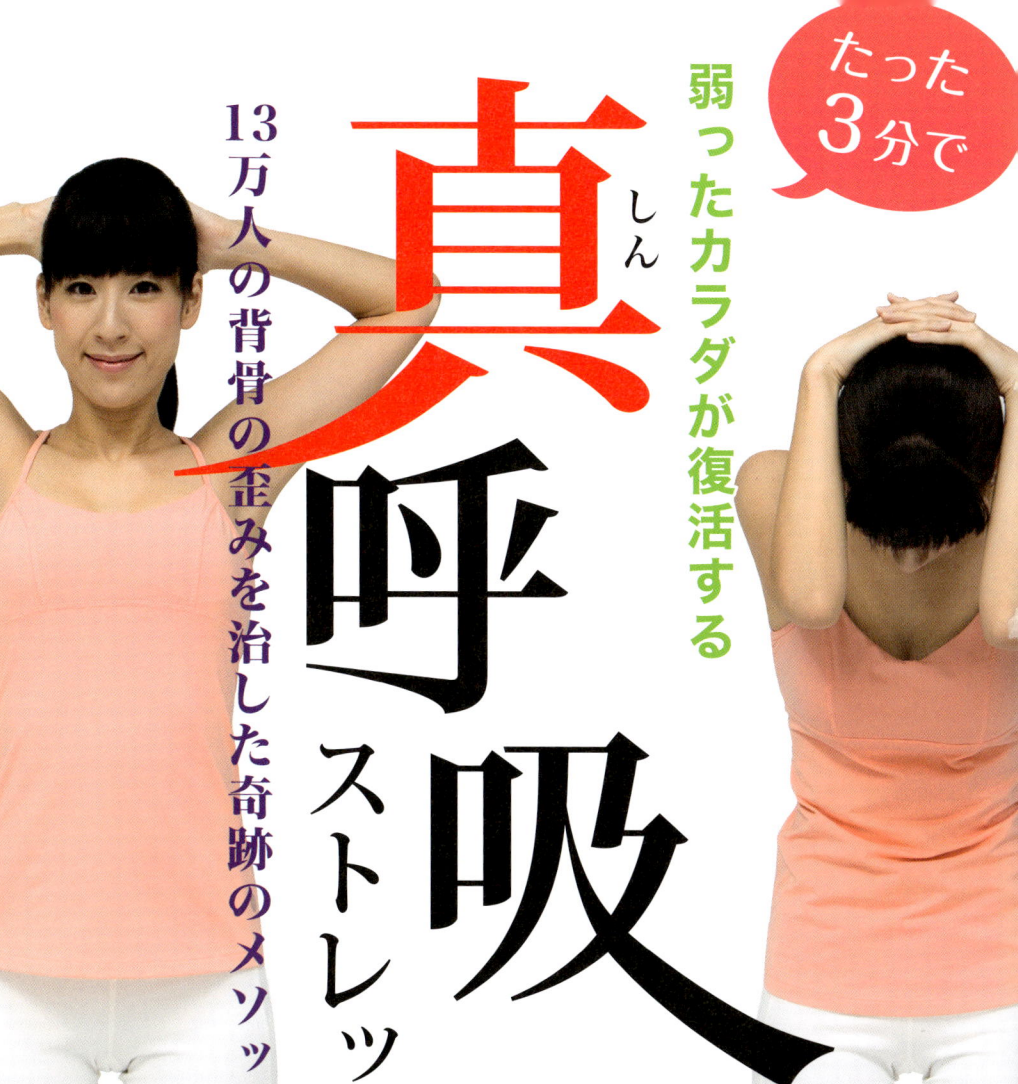

弱ったカラダが復活する

真《しん》呼吸ストレッチ

13万人の背骨の歪みを治した奇跡のメソッド！

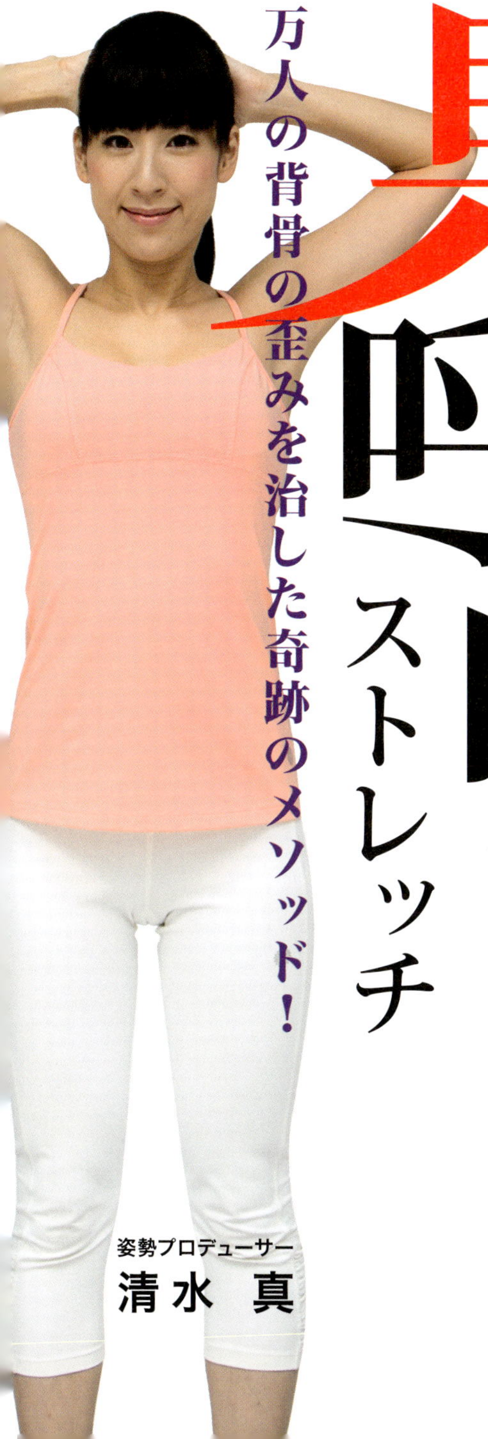

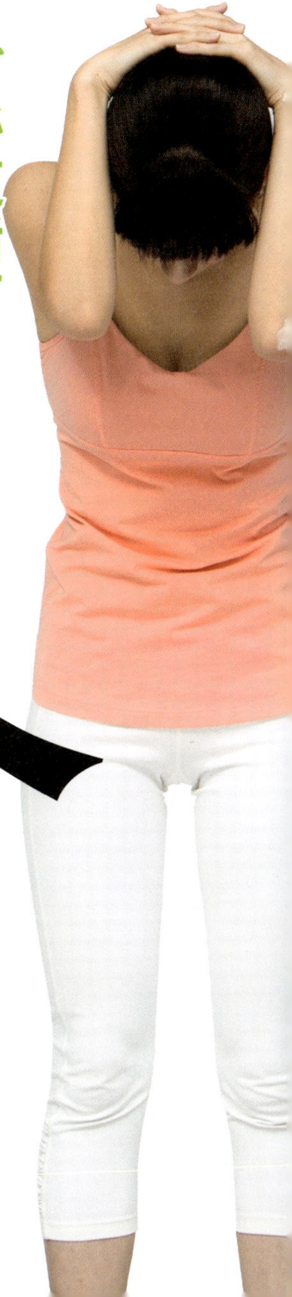

姿勢プロデューサー
清水 真

本書の使い方

1 自己再生力テストで現在の細胞老化度をチェックできる！

Chapter1、2それぞれの本文の最後に現在のあなたの老化度を測定できるチェックシートがついています。各項目に答えていけば、現在の体の老化度が明確になるため、どこを重点的に鍛えていけば良いかがわかります。

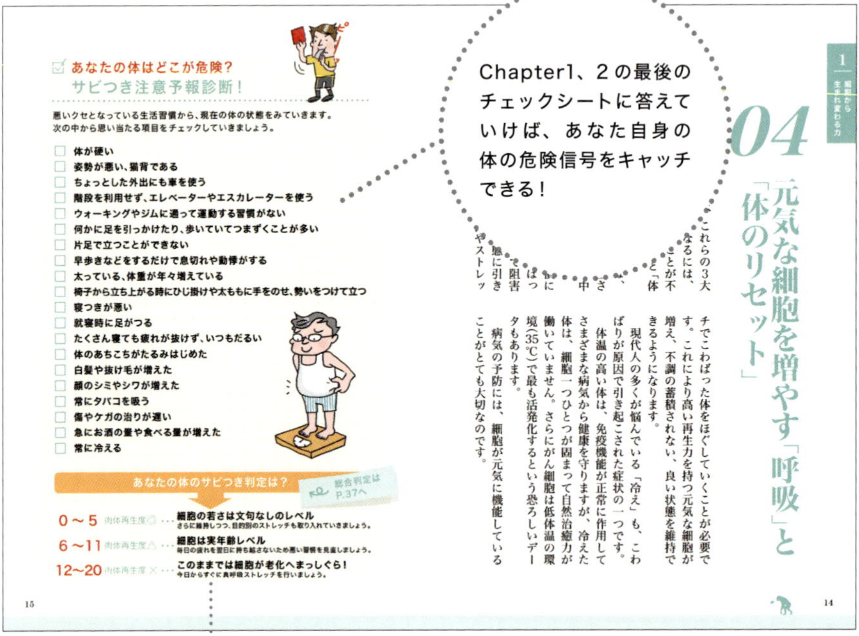

1 細胞から生まれ変わる力

04 元気な細胞を増やす「呼吸」と「体のリセット」

これらの3大
なるには、
ことが不
と「体
さ
中
に
ぱっ
で阻害
態に引き
ヤストレッ

チでこわばった体をほぐしていくことが必要です。これにより高い再生力を持つ元気な細胞が増え、不調の蓄積されない、良い状態を維持できるようになります。

現代人の多くが悩んでいる「冷え」も、こわばりが原因で引き起こされた症状の一つです。

体温の高い体は、免疫機能が正常に作用してさまざまな病気から健康を守りますが、冷えた体は、細胞一つひとつが固まって自然治癒力が働いていません。さらにがん細胞は低体温の環境（35℃）で最も活発化するという恐ろしいデータもあります。

病気の予防には、細胞が元気に機能していることがとても大切なのです。

14

あなたの体はどこが危険？
サビつき注意予報診断！

悪いクセとなっている生活習慣から、現在の体の状態をみていきます。
次の中から思い当たる項目をチェックしていきましょう。

- □ 体が硬い
- □ 姿勢が悪い、猫背である
- □ ちょっとした外出にも車を使う
- □ 階段を利用せず、エレベーターやエスカレーターを使う
- □ ウォーキングやジムに通って運動する習慣がない
- □ 何かに足を引っかけたり、歩いていてつまずくことが多い
- □ 片足で立つことができない
- □ 早歩きなどをするだけで息切れや動悸がする
- □ 太っている、体重が年々増えている
- □ 椅子から立ち上がる時にひじ掛けや太ももに手をのせ、勢いをつけて立つ
- □ 寝つきが悪い
- □ 就寝時に足がつる
- □ たくさん寝ても疲れが抜けず、いつもだるい
- □ 体のあちこちがたるみはじめた
- □ 白髪や抜け毛が増えた
- □ 顔のシミやシワが増えた
- □ 常にタバコを吸う
- □ 傷やケガの治りが遅い
- □ 急にお酒の量や食べる量が増えた
- □ 常に冷える

あなたの体のサビつき判定は？

総合判定はP.37へ

0～5 肉体再生度◎…細胞の若さは文句なしのレベル
さらに維持しつつ、目的別のストレッチも取り入れていきましょう。

6～11 肉体再生度△…細胞は実年齢レベル
毎日の疲れを翌日に持ち越さないため悪い習慣を見直しましょう。

12～20 肉体再生度×…このままでは細胞が老化へまっしぐら！
今日からすぐに真呼吸ストレッチを行いましょう。

15

Chapter1、2の最後のチェックシートに答えていけば、あなた自身の体の危険信号をキャッチできる！

総合判定でさらにチェック！

P.15とP.31で測定した結果から、さらにP.37の総合判定で問題点を明らかにして、具体的な解決方法へと導きます。

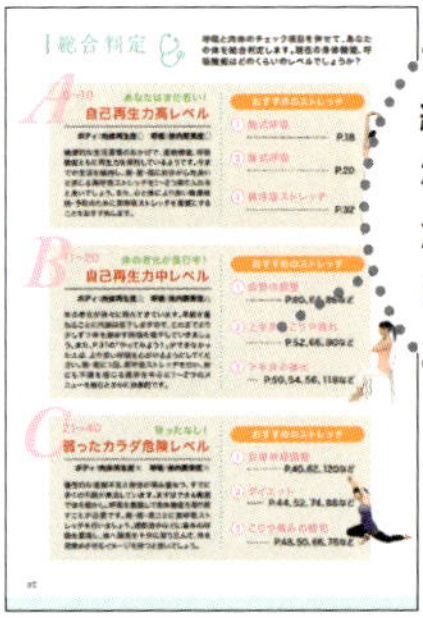

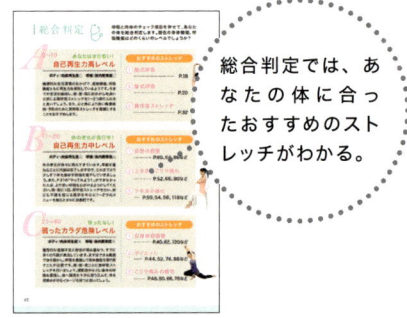

総合判定では、あなたの体に合ったおすすめのストレッチがわかる。

2 基本の呼吸法をわかりやすく解説！

基本の呼吸法を胸式呼吸と腹式呼吸に分け、呼吸の仕方が体に与える効果を紹介。今まで意識しなかった呼吸の訓練方法もわかりやすく解説されています。

呼吸の機能を使い分けて、目的に合った呼吸法をレクチャー。

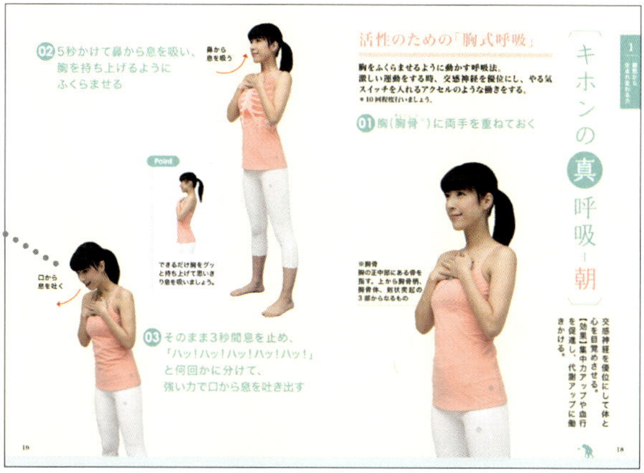

3 朝・昼・夜の時間帯にそったストレッチで体の悩みを解消！

朝、昼、夜の時間帯に分け、3分以内でできるストレッチを紹介。朝は起きるまでの流れにそったもの、昼は仕事しながらできるもの、夜は寝るまでの間にできるものに分類。各ストレッチの効果もわかるため、あなたの体の悩みに合ったメニューを自由に組み合わせてプログラムできるようになっています。どなたでも無理なくできる簡単なストレッチです。

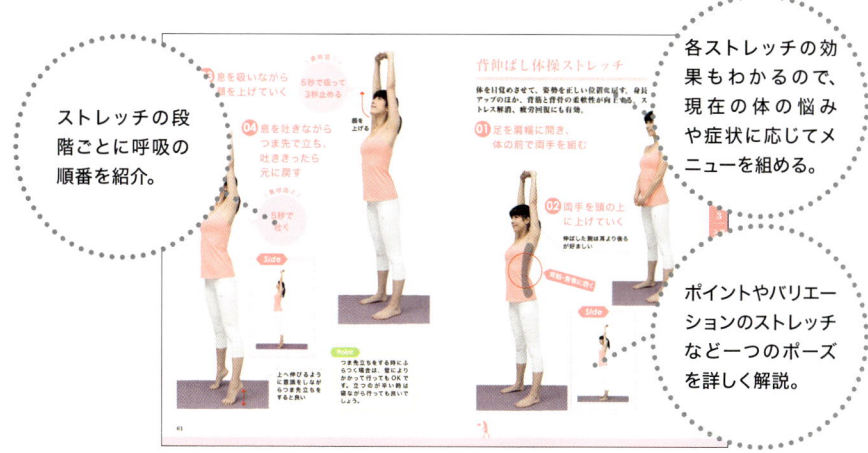

ストレッチの段階ごとに呼吸の順番を紹介。

各ストレッチの効果もわかるので、現在の体の悩みや症状に応じてメニューを組める。

ポイントやバリエーションのストレッチなど一つのポーズを詳しく解説。

目次

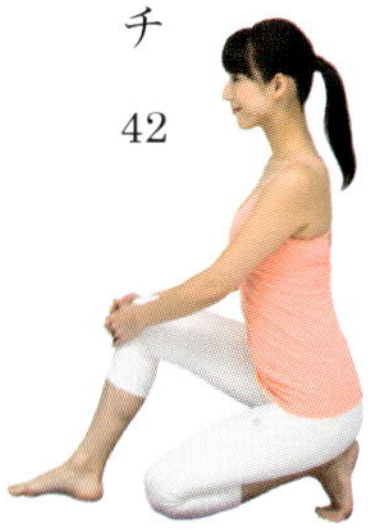

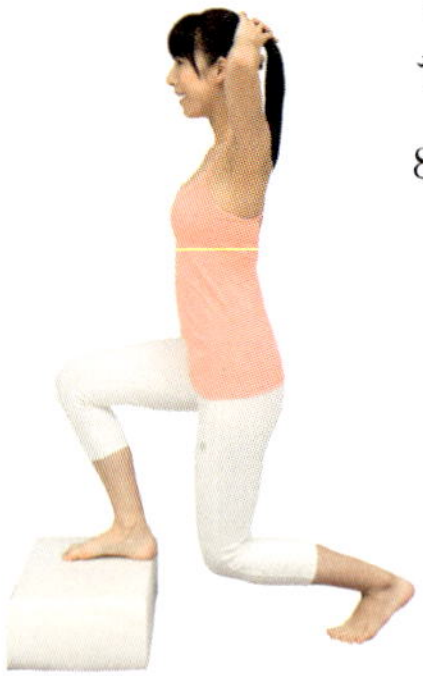

Staff

装幀・本文デザイン　ホンダアヤ
本文DTP・図作成　ユニカイエ
3Dイラスト　株式会社BACKBONEWORKS
本文イラスト　すぎやまえみこ
撮影　森山将人
モデル　西 千春
ヘア・メイク　Make Salon SILVA
代表　藤田理恵
アシスタント　木戸 望／山下春香
校正・校閲　山岸眞弓
取材・執筆協力　松浦綾子
衣装協力　イージーヨガジャパン
TEL 03-3461-6355

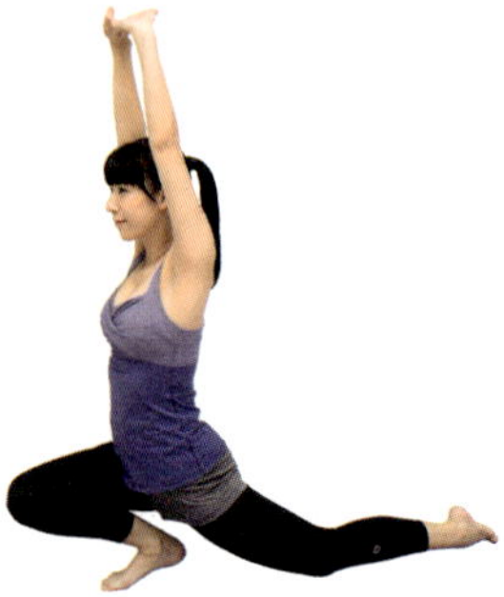

Chapter 1

細胞から生まれ変わる力

01

弱ったカラダになる要因①

姿勢の歪みが「半病人」を生み出している!

「どこかに不調を抱えていませんか?」と言う質問に、「なんの問題もない」と答えられる人はごくわずかです。ほとんどの人が、疲れ、だるさ、肩こりなど、現代社会において「病院へ行くほどでもない不調」を抱えたまま生活しているのではないでしょうか。

体の不調の原因は、日頃の悪習慣によってクセづけられた「姿勢の歪み」です。姿勢の歪みはこわばりを生み、新陳代謝を低下させ、人間本来の〝自己再生力〟を発揮できません。そのため、慢性的な疲労や不調が蓄積された「半病人」になってしまうのです。

「自己再生力」とは、人間が生まれながらに持っている病に打ち勝つ力のことを言います。骨格や筋肉を正しい位置に戻し、血液やリンパ液をスムーズに循環させ、自ら不調を解消していく「自然治癒力」とも呼ばれるものです。

加齢や生活習慣のみならず、ライフスタイルの変化によっても、その力は影響を受けやすくなります。最近多くの方に見られる※ロコモティブシンドロームもその一つです。運動機能の低下によって、将来寝たきりになるリスクが高まると問題視されています。

健康を取り戻す第一歩は、本来備わっている再生機能を高めていくこと。常に病気と隣り合わせの日常生活から抜け出し、健康サイクルへ移行することが重要なのです。

※ロコモティブシンドローム…運動器症候群。運動機能(筋肉、骨、関節、軟骨、椎間板)の低下した状態の総称。

姿勢の歪みで起こる不調

○ 良い姿勢

身長が伸びて、体の不調が改善

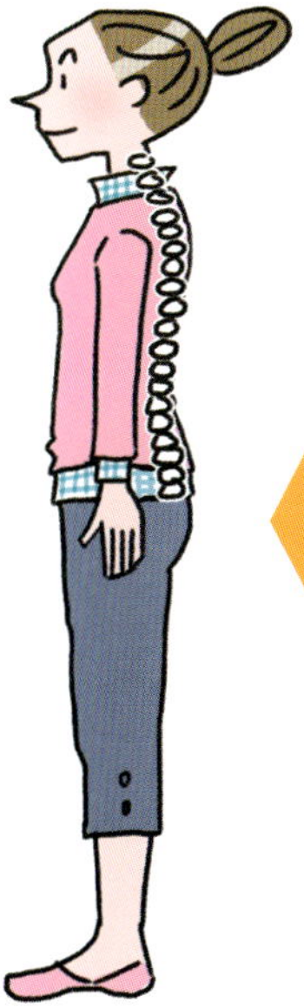

背骨を本来の位置に戻すと…

× 悪い姿勢

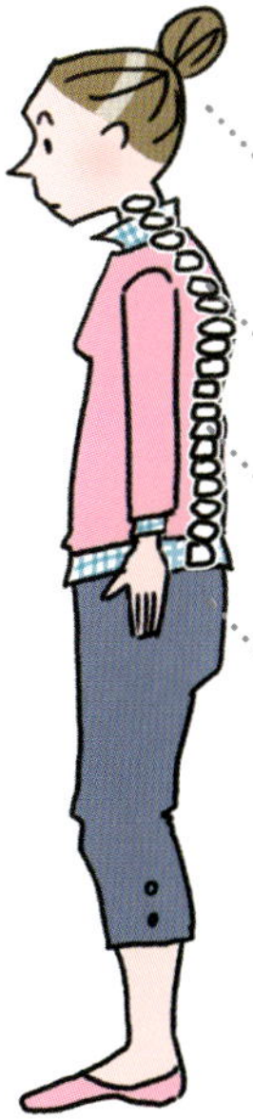

頭痛
首・肩のこり
耳鳴り・不眠

猫背
肩甲骨や背中のこり

腰痛・ぎっくり腰

ヒップの下垂・股関節痛・ひざの痛み

進行すると

将来のリスク

70～80歳に多く見られる円背《えんぱい》になる原因に

日常生活のクセが招く姿勢の歪み

×

首を極端に前に傾けてしまうと首や肩がこる原因になる

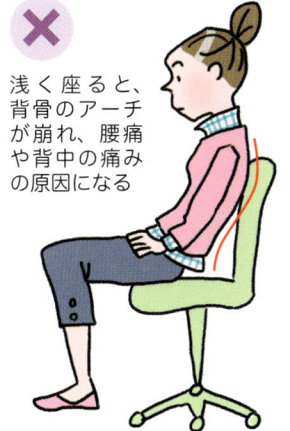

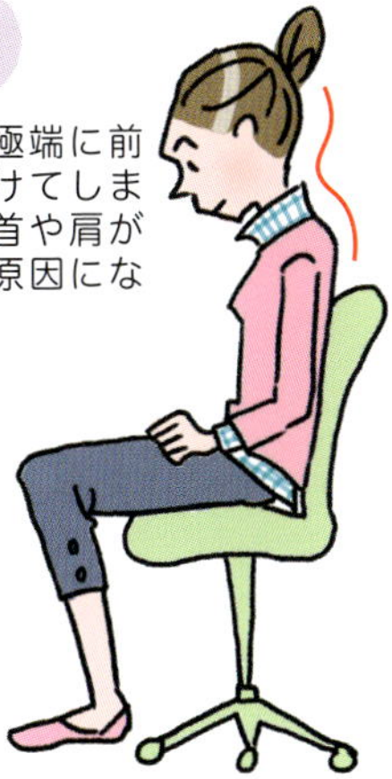

×

浅く座ると、背骨のアーチが崩れ、腰痛や背中の痛みの原因になる

正しい座り方

椅子に座る時は、頭のつむじ部分を真上に向けて、深く座り、背筋をまっすぐに。左右の坐骨に体重を均等にのせましょう。

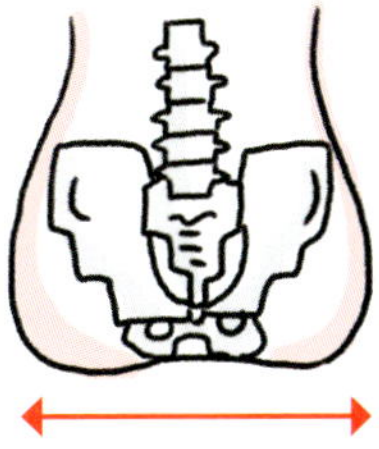

体重は左右均等にのせる

02

弱ったカラダになる要因②

過度の運動が老化を早めている

最近、健康のためにウォーキングを取り入れる方が増えています。

ウォーキングや軽度な運動が推奨される理由は、血液やリンパ液などの体液を循環させるポンプ作用を高めるためです。最近ブームの「ふくらはぎもみ健康法」は、筋力低下・運動不足などによって弱くなったポンプ（下半身の血液を心臓に戻す力）の働きを、ふくらはぎを刺激することで高め、体内循環を良好にして、不調を改善するという理論に基づいています。

また、ウォーキングで体を動かすと、普段よりたくさん呼吸をするため、酸素を吸収することになります。ウォーキング後に体がポカポカ温まって、やる気が湧いてくるのは、酸素を多く取り込んだことにより、体や脳の細胞が活性化したからとも言えるでしょう。

しかし一概に「運動すればするほど健康になる」とも言えません。

マラソンなどの激しい運動は呼吸量が増えすぎて、体内に取り込んだ酸素が、細胞を老化させる「活性酸素」を発生させてしまうからです。

活性酸素とは、活用しきれなかった酸素が健康な細胞をサビ（酸化）させる毒物となり、老化現象を引き起こす要因になるものです。

過ぎたるは及ばざるがごとし。マラソン選手が短命と言われるように、運動のしすぎは老化を促進させるという結果にもなります。私たちが健康で若々しくあり続けるためには、激しい運動は逆効果。ランニングよりも、少し汗をかく程度の運動がおすすめです。
「疲れているから運動なんてやる気がしない」と敬遠している人こそ、軽めの運動から始めてみましょう。体を動かすことの気持ち良さを実感できるはずです。

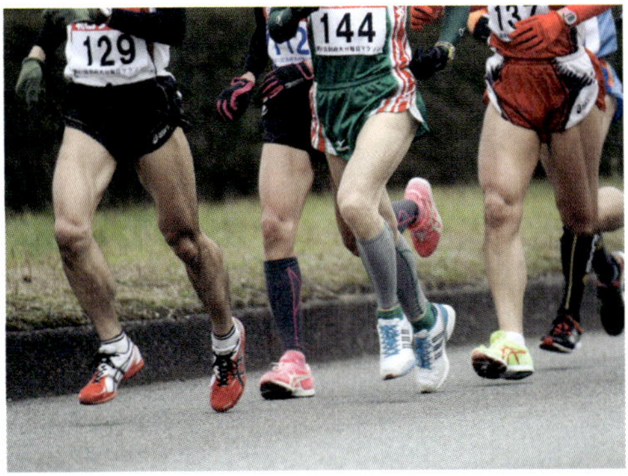
129
144

活性酸素を生む仕組み

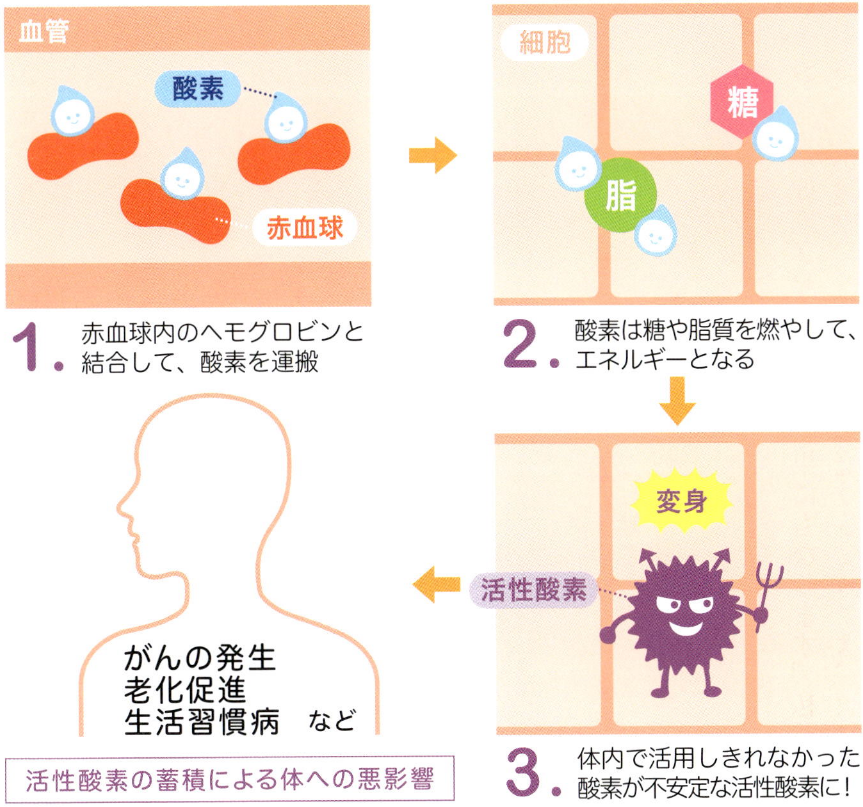
血管
酸素
赤血球
1. 赤血球内のヘモグロビンと結合して、酸素を運搬
細胞
糖
脂
2. 酸素は糖や脂質を燃やして、エネルギーとなる
変身
活性酸素
3. 体内で活用しきれなかった酸素が不安定な活性酸素に！
がんの発生
老化促進
生活習慣病　など
活性酸素の蓄積による体への悪影響

03

弱ったカラダになる要因③

ストレスが引き金となりバランスの悪い体に

現代人は常に時間に追われる生活の中、過労やわずらわしい人間関係といったストレスを抱えて過ごしています。それにより、自律神経が乱れやすくなっていることも無視できません。

生命活動の維持に関わる自律神経は、交感神経と副交感神経からなり、24時間の中で優位性を入れ替えながら活動しています。

交感神経が優位の時は、神経伝達物質の一つでもあるホルモンのアドレナリンやノルアドレナリンの分泌により、血圧・心拍数・体温が上昇して、興奮状態に変わります。

体内の代謝も活発になり、積極的な行動を促します。より闘争的な感覚になるのもこの神経伝達物質の特徴です。

副交感神経が優位の時は、神経伝達物質のアセチルコリンの働きで、心拍数・呼吸数は低下し、体をリラックスさせ睡眠や休息に適した状態になります。

この二つは約12時間で優位性が入れ替わり、朝は交感神経、夜は副交感神経が優位になります。

ところが、ストレスや不規則な生活で常に脳が興奮状態にあると正しく切り替わらず、イライラ、めまい、動悸、不眠、倦怠《けんたい》感、生理不順などの症状となって現れてしまいます。

自分の意思でコントロールできない自律神経だからこそ、体を知らず知らずに蝕んでいると言えるでしょう。

自律神経の働き

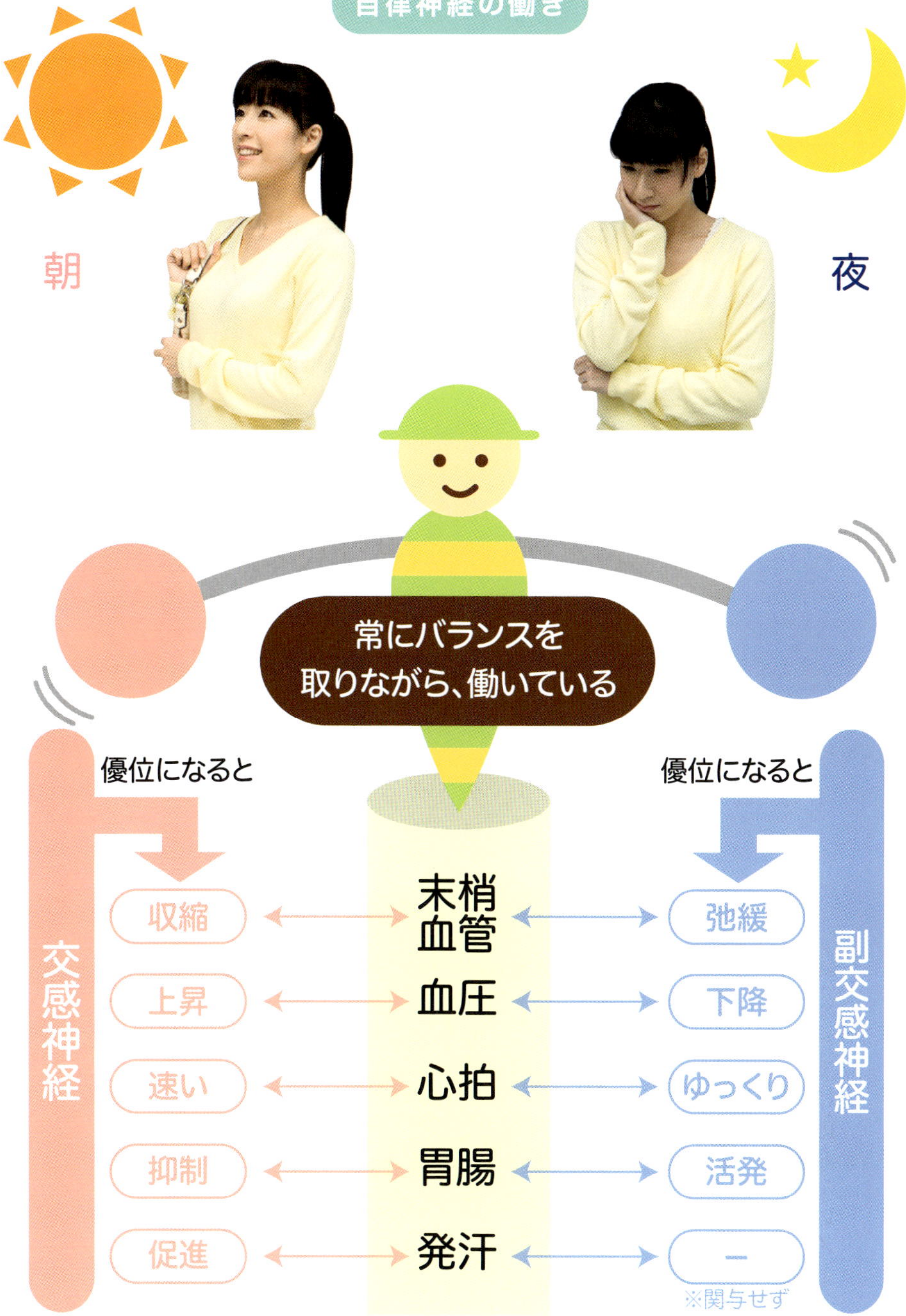
朝
夜
常にバランスを
取りながら、働いている
優位になると
優位になると
交感神経
副交感神経
収縮
末梢
血管
弛緩
上昇
血圧
下降
速い
心拍
ゆっくり
抑制
胃腸
活発
促進
発汗
－
※関与せず

04 元気な細胞を増やす「呼吸」と「体のリセット」

これまでお話してきたように、これらの3大要因をなくして、病気知らずの体になるには、低下した自己再生機能を目覚めさせることが不可欠です。そのために必要なのが「呼吸」と「体のリセット」です。

「呼吸」で取り込まれたたくさんの酸素は、全身に約60兆個ある細胞にエネルギーを発生させ、活性化させます。この呼吸を日常生活の中で意識して行うことがとても大切です。

「体のリセット」とは、日常生活の悪習慣によって身についてしまった悪いクセやこわばった筋肉・骨格を解放し、悪い姿勢によって阻害されていた各機能をニュートラルな状態に引き戻すこと。そのためには、簡単な体操やストレッチでこわばった体をほぐしていくことが必要です。これにより高い再生力を持つ元気な細胞が増え、不調の蓄積されない、良い状態を維持できるようになります。

現代人の多くが悩んでいる「冷え」も、こわばりが原因で引き起こされた症状の一つです。体温の高い体は、免疫機能が正常に作用してさまざまな病気から健康を守りますが、冷えた体は、細胞一つひとつが固まって自然治癒力が働いていません。さらにがん細胞は低体温の環境(35℃)で最も活発化するという恐ろしいデータもあります。

病気の予防には、細胞が元気に機能していることがとても大切なのです。

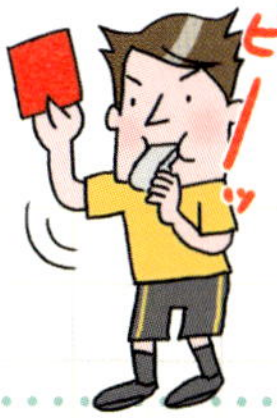

あなたの体はどこが危険？
サビつき注意予報診断！

悪いクセとなっている生活習慣から、現在の体の状態をみていきます。
次の中から思い当たる項目をチェックしていきましょう。

- □ 体が硬い
- □ 姿勢が悪い、猫背である
- □ ちょっとした外出にも車を使う
- □ 階段を利用せず、エレベーターやエスカレーターを使う
- □ ウォーキングやジムに通って運動する習慣がない
- □ 何かに足を引っかけたり、歩いていてつまずくことが多い
- □ 片足で立つことができない
- □ 早歩きなどをするだけで息切れや動悸がする
- □ 太っている、体重が年々増えている
- □ 椅子から立ち上がる時にひじ掛けや太ももに手をのせ、勢いをつけて立つ
- □ 寝つきが悪い
- □ 就寝時に足がつる
- □ たくさん寝ても疲れが抜けず、いつもだるい
- □ 体のあちこちがたるみはじめた
- □ 白髪や抜け毛が増えた
- □ 顔のシミやシワが増えた
- □ 常にタバコを吸う
- □ 傷やケガの治りが遅い
- □ 急にお酒の量や食べる量が増えた
- □ 常に冷える

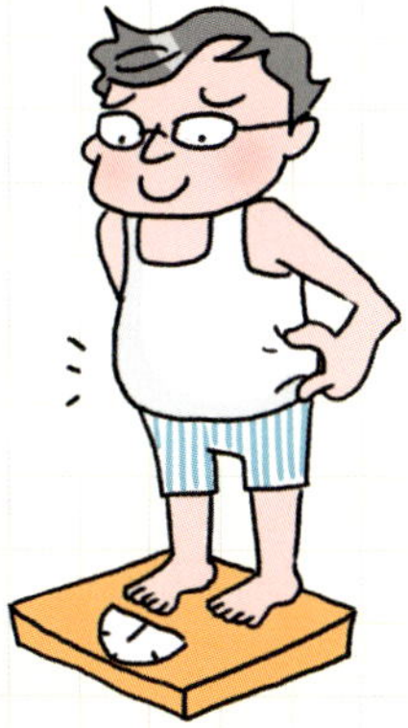

あなたの体のサビつき判定は？

総合判定は
P.37へ

0～5 肉体再生度◎ …**細胞の若さは文句なしのレベル**
さらに維持しつつ、目的別のストレッチも取り入れていきましょう。

6～11 肉体再生度△ …**細胞は実年齢レベル**
毎日の疲れを翌日に持ち越さないため悪い習慣を見直しましょう。

12～20 肉体再生度× …**このままでは細胞が老化へまっしぐら！**
今日からすぐに真呼吸ストレッチを行いましょう。

05 「呼吸」で自律神経を刺激しバランスを調整

自律神経を正常に機能させるには、体の負担となるストレスを軽減し、交感神経と副交感神経のリズムを取り戻すことが不可欠です。

とはいっても、ストレスを減らすために自然の中でゆったりと暮らせるかというと、そう簡単にはいきません。急にライフスタイルを変えるのはなかなかできないのが実状です。

そこで、誰でも手軽に自律神経を調整できる方法が「胸式呼吸」と「腹式呼吸」を行うこと。

実は私たちは、普段意識していなくても、この二つの呼吸を使い分けて生活しています。

胸（肺）が動く胸式呼吸は、激しい運動などで胸を上下する動きを使う呼吸のことです。体内の機能を活発にし、目覚めさせる効果があります。

もう一つは深く息を吸い込む腹式呼吸です。ラジオ体操の最後に行ったり、空気のきれいな場所に出かけた時、思い切り深く息を吸う行為がこれにあたります。睡眠中も自然と行っていて、心身を鎮静化し、リラックスさせる効果もあります。

このような呼吸の特性を活かし、朝は交感神経を優位にする「胸式呼吸」、夜は副交感神経を優位にする「腹式呼吸」を行い、自律神経が正しく機能するよう誘導することで、本来の生体リズムに戻すことができます。

早速18ページからの「活性のための胸式呼吸」と「沈静のための腹式呼吸」を行ってみましょう。

胸式呼吸と腹式呼吸

朝 活性

交感神経優位

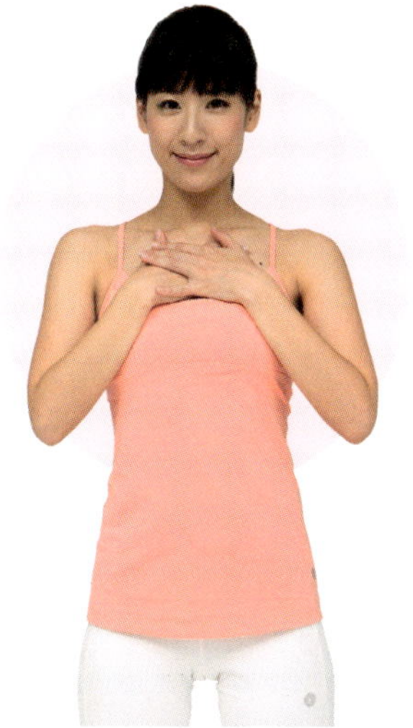

胸式呼吸

夜 沈静

副交感神経優位

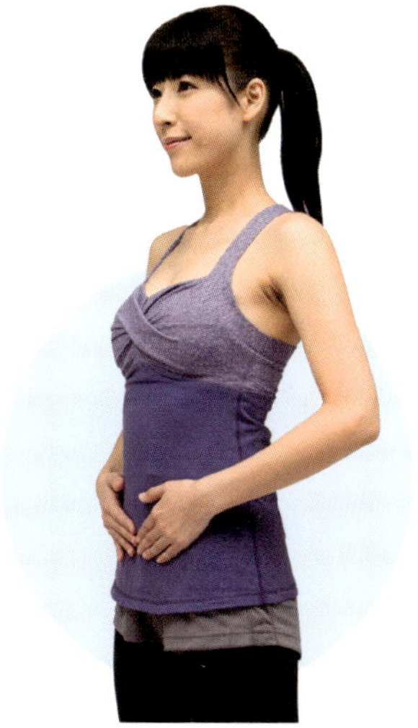

腹式呼吸

1日の交感神経と副交感神経の働き

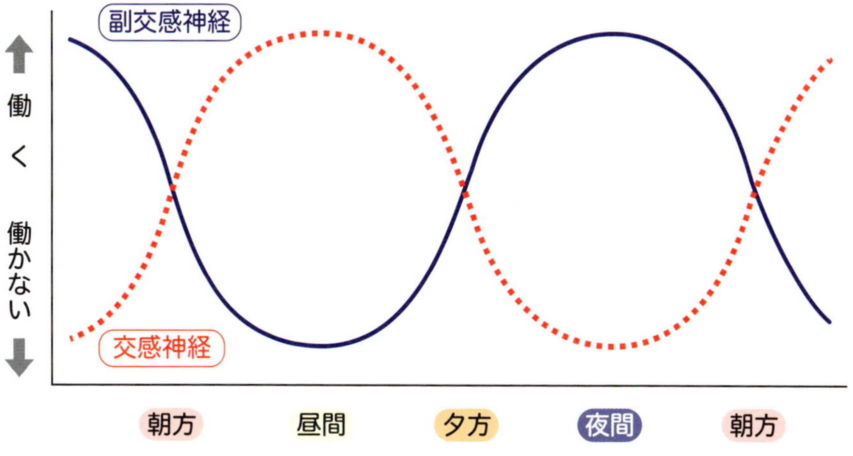

※自律神経が時間帯によって交差するイメージ図です。

〈キホンの真呼吸ー朝〉

交感神経を優位にして体と心を目覚めさせる。
【効果】集中力アップや血行を促進し、代謝アップに働きかける。

活性のための「胸式呼吸」

胸をふくらませるように動かす呼吸法。
激しい運動をする時、交感神経を優位にし、やる気スイッチを入れるアクセルのような働きをする。
＊10回程度行いましょう。

01 胸（胸骨《きょうこつ》※）に両手を重ねておく

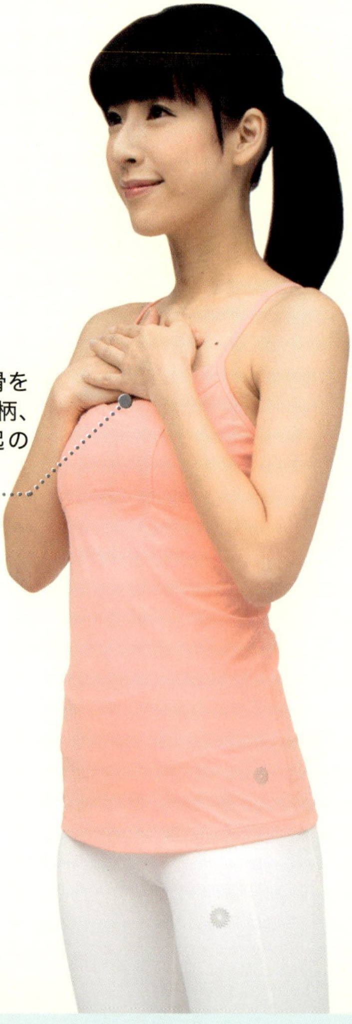

※胸骨
胸の正中部にある骨を指す。上から胸骨柄、胸骨体、剣状突起の3部からなるもの

02 5秒かけて鼻から息を吸い、胸を持ち上げるようにふくらませる

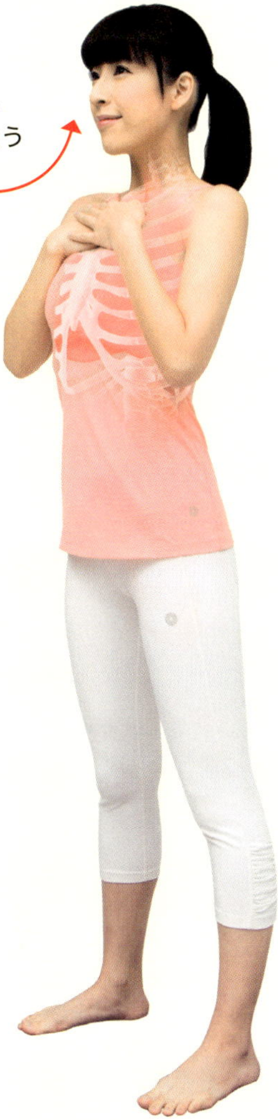
鼻から
息を吸う

Point

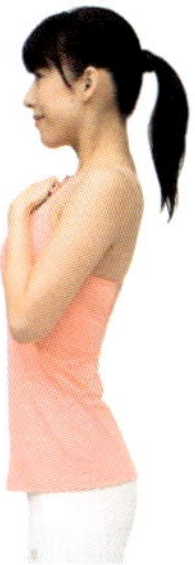

できるだけ胸をグッと持ち上げて思いきり息を吸いましょう。

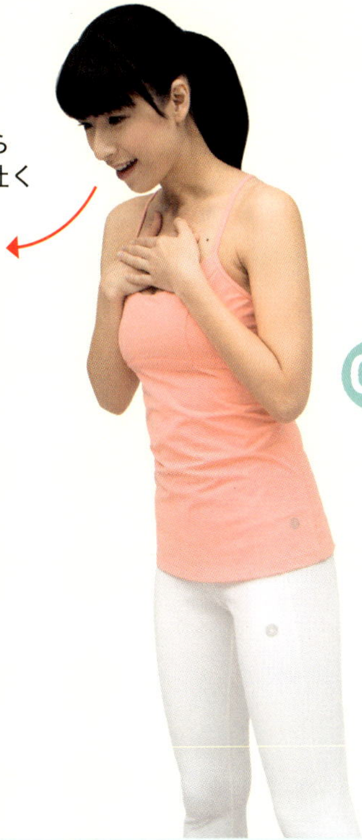
口から
息を吐く

03 そのまま3秒間息を止め、「ハッ！ハッ！ハッ！ハッ！ハッ！」と何回かに分けて、強い力で口から息を吐き出す

キホンの真呼吸ー夜

副交感神経を優位にして心身をリラックスさせる。
【効果】動悸の緩和、血圧の調整、ストレスの軽減、安眠を促す働きがある。

沈静のための「腹式呼吸」

おへその下（丹田《たんでん》※）まで深く息を吸い込み、おなかをへこませながら吐く腹式呼吸。ヨガや瞑想などで取り入れられている。副交感神経を優位にして、クールダウンさせる作用を持つ。
＊３～５回を目安に行いましょう。

01 おへその下（丹田※）に両手を重ねておく

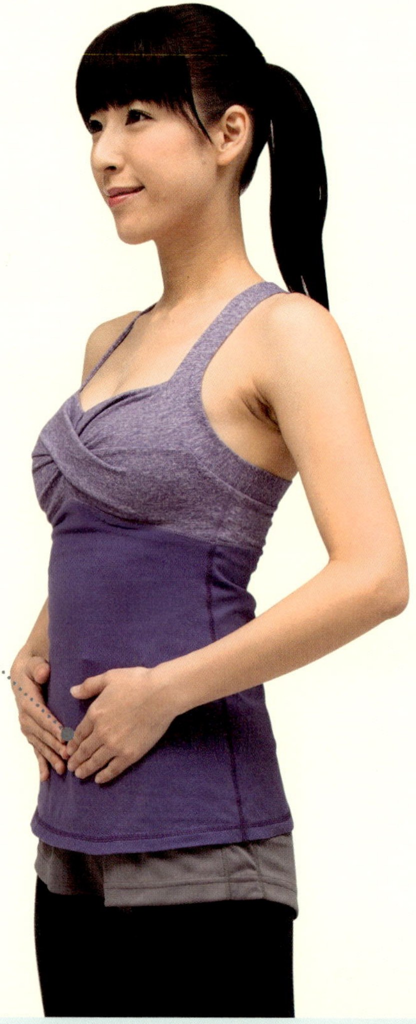

※丹田
東洋医学で気が集まるところ。へその下3寸（約9cm）の場所を指す

02 おなかをふくらませながら5秒かけて鼻から息を吸い、そのまま3秒間息を止める

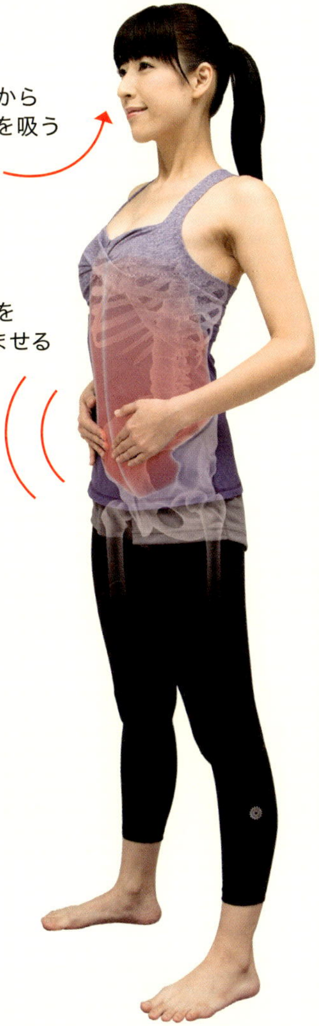
鼻から
息を吸う
おなかを
ふくらませる

Point

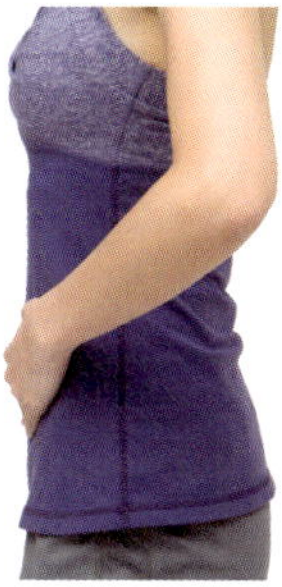

おなかをふくらませる時は、風船をふくらませるように、大きく行いましょう。

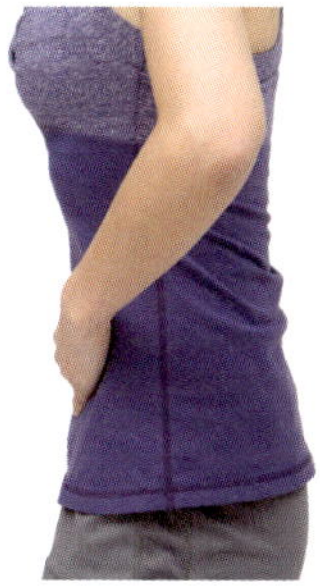

おなかをへこませる時は、背中にくっつくような感じで行うのがベストです。

03 おなかをへこませながら5秒かけて口から息を吐く

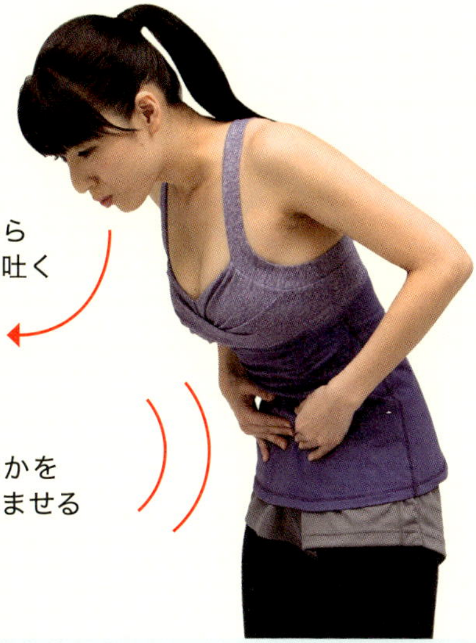
口から
息を吐く
おなかを
へこませる

Point

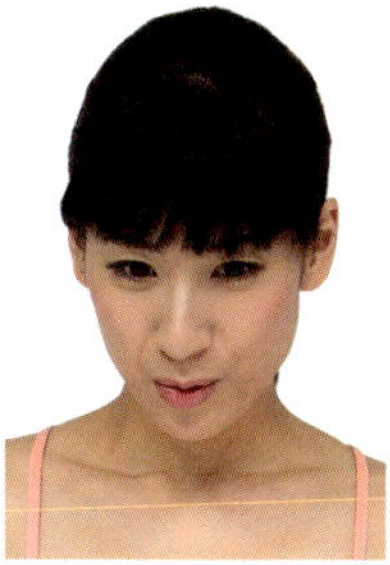

口をすぼめるイメージで吐きます。初めは苦しいので慣れるまでは呼吸を短めにしても良いでしょう。徐々に長くしていきます。

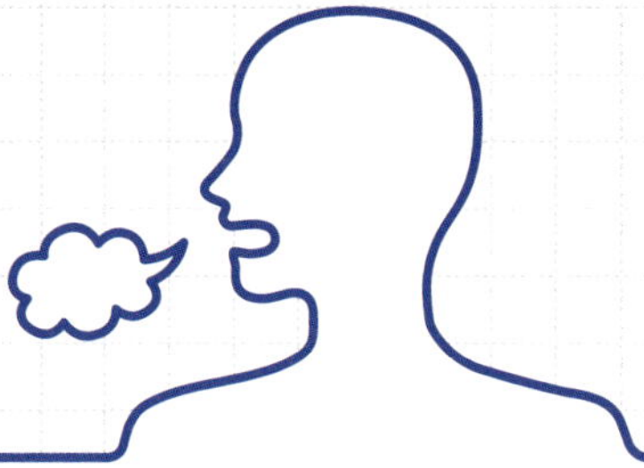

◆ Column ◆

呼吸とカラダの関係①

低体温は女性の魅力も奪う

近年、問題になっているのが女性の低体温です。1957年に東京大学の田坂定孝教授らが行った調査では、日本人の平均体温は36.89℃。ところが2008年、医療機器メーカーのテルモが行った調査によれば、35℃台～36℃前半が過半数を占め、なんと、50年間で約1℃も平均体温が下がっているという結果が報告されています。

体温が1℃低下すると、基礎代謝量は約12％、免疫力は約30％低下するそうです。低体温では、免疫力の低下により、病気のリスクを高めるほか、幸せを感じさせる脳内伝達物質・セロトニンの分泌が少ないことがわかっています。そのため、体温の高い人に比べるとウツになりやすいと言われています。

それだけではありません。体温の高い女性は恋人のいる割合が高く、年収も多い、余暇が充実しているという調査結果があります(※)。告白をされた人数、パートナーの有無、コミュニケーション力、幸福感、いずれにおいても体温の高い女性が5％ほど上回っているという結果もあります。平均年収に至っては約30万円もの差が！　体の冷えは、女性としての魅力や幸せ指数まで下げてしまうのかもしれません。

※ 2011年に株式会社マーシュが女性の平均体温36.1℃を基準として、体温が高い女性・低い女性各300人の20代未婚女性を対象に行った調査

Chapter 2

再生する呼吸法“真呼吸”

01 呼吸は筋肉運動だった！

実は呼吸そのものが筋肉を動かし、カロリーを消費する運動であることをご存知でしょうか。

いつもより深く、おなかの中から「呼吸」を繰り返してみてください。だんだんと体が温かくなり、汗ばむほどになってきます。

この腹筋や背筋に効いている感じ、内臓が動いている感じは、運動時と同じように酸素をたくさん取り込んでいるためです。

酸素は新陳代謝を活発にして、脂肪を燃焼します。有酸素運動にもなる呼吸は、運動と同じ効果があるのです。

アスリートが治療に用いる高酸素カプセルは、運動をすることなく高濃度の酸素を取り込み、新陳代謝を高めてケガや疲労の回復を早めます。

アスリートではない私たちが日常生活で不足した分の酸素を取り込むには、激しい運動も高酸素カプセルも必要ありません。いつもより多く酸素を取り込む呼吸法を行うだけで、十分な運動効果と酸素による機能改善効果を得られます。

特に別名「幸せホルモン」と呼ばれる〝※セロトニン〟が血中に増加するため、自律神経が調整されてストレスにも強くなることが知られています。

空気中の酸素は無料！　せっかくなら、できるだけたくさんの酸素を取り込みましょう。

※セロトニン…人間の感情をコントロールする脳内神経伝達物質の一つ。「ドーパミン」や「ノルアドレナリン」の過剰な働きを抑え、心のバランスを整える作用がある。

呼吸が持つ運動効果

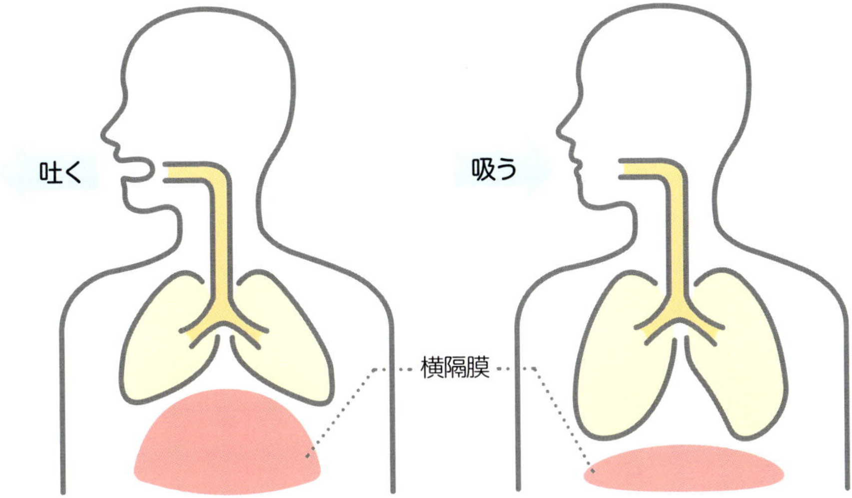

肺を囲む筋肉の働きによって、新陳代謝が活発化

出典：『脳がめざめる呼吸術』（金森秀晃著／幻冬舎）P.59 より

呼吸法後のセロトニン濃度の変化

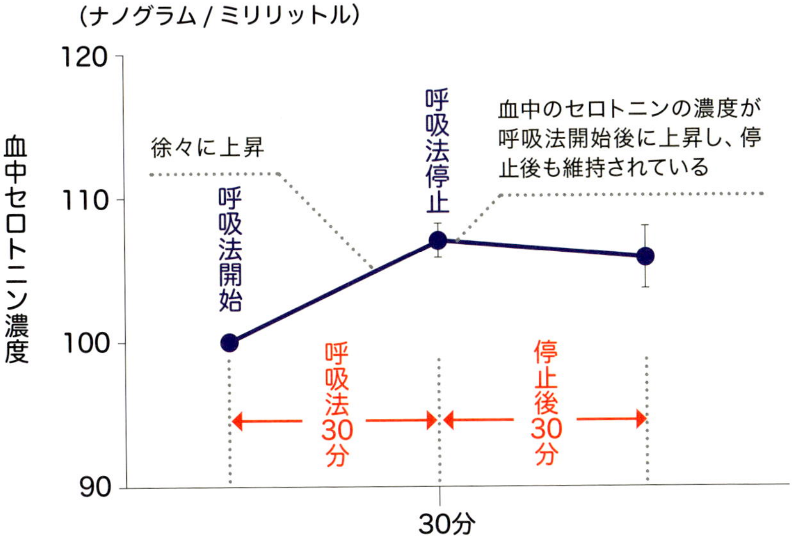

※グラフは、血中セロトニン濃度と呼吸法との関係を実験した一例です。

出典：『「セロトニン脳」健康法』（有田秀穂・中川一郎著／講談社）P.74 より

※表現は編集部で補足

02 現代人は24時間〝酸欠〟状態

私たちが24時間、無意識に行っている「呼吸」。いかにこの呼吸とうまく付き合っていくかが自己再生力アップのカギを握っています。というのも、自己再生力が低い人はうまく呼吸をしていない可能性が高いのです。

四六時中デスクで仕事をしている人は、猫背になっている人がほとんどです。

猫背は胸の周辺が縮こまり、肺が狭くなるため、酸素を肺の奥まで吸い込めず、浅い呼吸になりがちです。これでは全身や脳を働かせるための十分な酸素を取り込むことができません。

都会の汚れた空気や満員電車、常に緊張状態を強いられる仕事も、深い呼吸を妨げる要因です。高地や人ごみなど酸素が薄いところで起こる〝酸欠〟状態の息苦しさを、現代人は常に感じているのです。

こうした、体内の酸素不足は、細胞の働きをも弱め、身体機能や疲労回復力を低下させます。また、体内に十分な酸素が行き渡らないと、脳にも酸素が行き届かなくなり、集中力を低下させ、仕事の能率もダウンします。その結果、だるさや慢性的な不調など、日常生活のコンディションにも影響を及ぼしてしまいます。

病気のリスクを高める〝酸欠〟が蔓延する現代人にとって、体に取り込む酸素量を増やすことが健康への近道なのです。

猫背によって起こる肺機能を低下させる要因

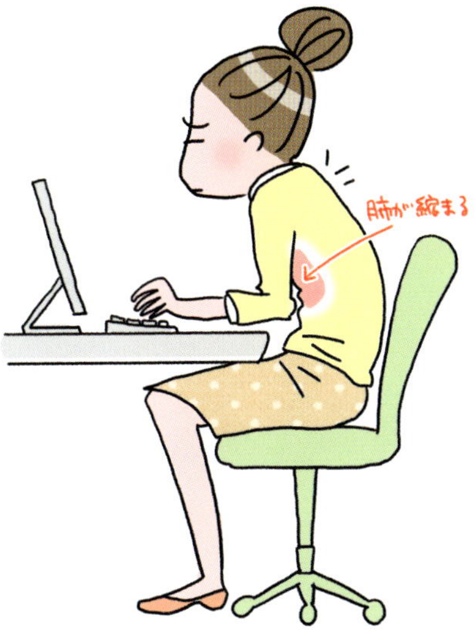

肺が縮まる

全身の歪みが引き起こす
酸欠によるさまざまなトラブル

■バストが下がる
■肩甲骨がゆるむ
■下腹が出る
■骨盤がゆるむ
■お尻が下がる
■ひざが曲がる

頭部の重心が肩よりも前に移動することにより、首まわりの筋肉の負担が増え、血流が悪化。さまざまな体のトラブルが生じてしまう。

緊張状態が招く呼吸数の推移

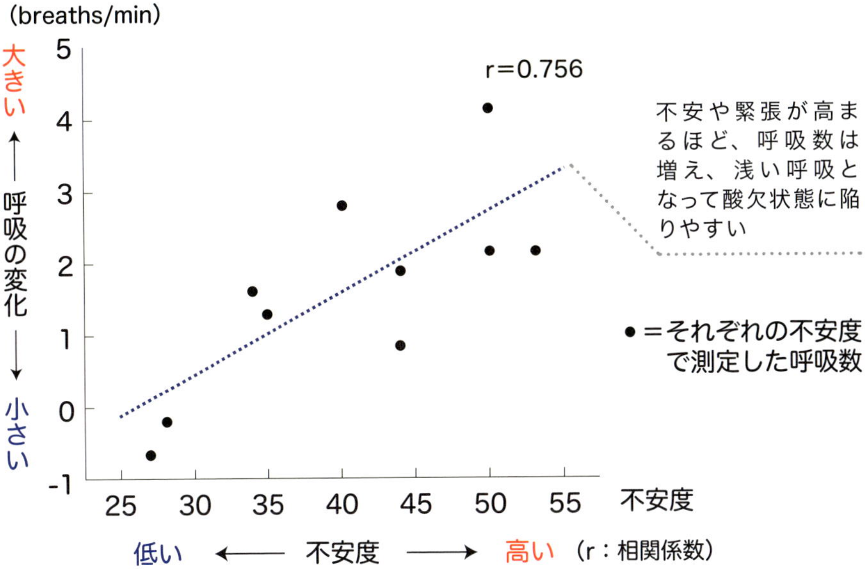

(breaths/min)
大きい ← 呼吸の変化 → 小さい
5
4
3
2
1
0
-1
r=0.756
不安や緊張が高まるほど、呼吸数は増え、浅い呼吸となって酸欠状態に陥りやすい
●＝それぞれの不安度で測定した呼吸数
25 30 35 40 45 50 55
不安度
低い ← 不安度 → 高い (r：相関係数)

出典：『呼吸を変えるだけで健康になる』（本間生夫著／講談社）P.157より

※表現は編集部で補足

03 呼吸は脳脊髄液の循環も高める

　呼吸には運動効果、酸素吸入による自己再生力向上効果、自律神経調整作用があることをお伝えしました。これらはいずれも「二次呼吸」と呼ばれる、生命活動としての肺を使った呼吸による働きです。これだけでも不調改善に大きな効果が期待できますが、無意識に行われている「一次呼吸」にも素晴らしい作用があります。

　二次呼吸が肺呼吸なら、一次呼吸は頭蓋骨と※仙骨のリズムで循環する組織レベルの呼吸です。お母さんのおなかから出てくる赤ちゃんが、肺呼吸を始める前から動いているものです。

　一次呼吸とは、頭蓋骨のリズムによって神経末端まで流れた脳脊髄液と組織の細胞がガス交換を行うことを言います。

　脳脊髄液とは頭蓋骨の中にある液体で、脳を衝撃から守るとともに栄養補給や老廃物の排出を行っているものです。

　〝神経の血液〟とも呼ばれるこの脳脊髄液は、頭蓋骨と仙骨の動きがポンプとなって絶えず循環し、1日3～4回入れ替わっています。

　酸欠状態の体に多くの酸素が取り込まれると、脳脊髄液の循環も良くなります。仕事の能率アップ、アトピー症状の軽減、ホルモンバランス調整のほか、自律神経の乱れが原因で起こる肩こり・頭痛などの痛みを伴う不調も改善されます。

　このように、呼吸によって脳脊髄液の流れも良くし、不調改善に導くことができるのです。

※仙骨…脊柱の下部に位置する大きな三角形の骨のこと。

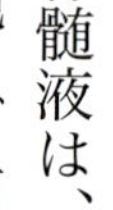

脳脊髄液循環の仕組み

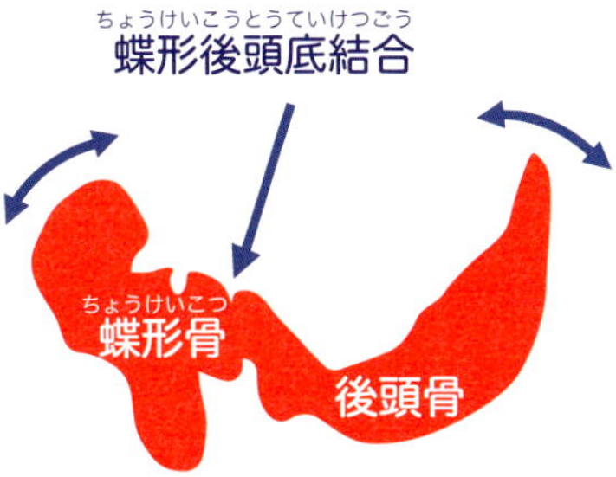

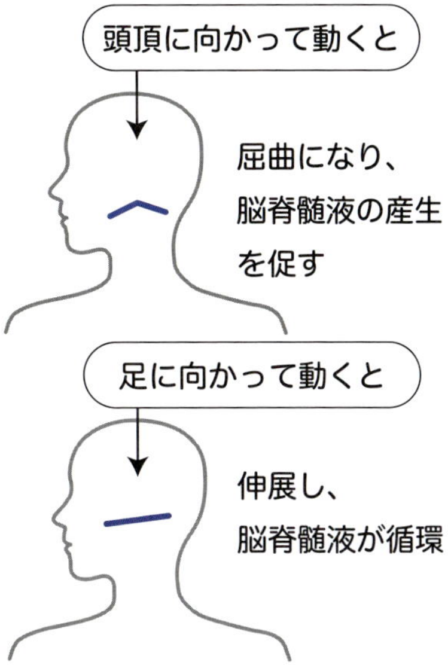

頭蓋骨の後頭骨と蝶形骨《ちょうけいこつ》を結ぶつなぎ目の役割を担う蝶形後頭底結合《ちょうけいこうとうていけつごう》。この部分が常に頭頂と足の方向に動き、脳脊髄液の循環を助けている。

出典：『「3つの体液」を流せば健康になる！』（片平悦子著／自由国民社）P.129より

脳の断面と脳脊髄液の循環

脳脊髄液は1日に3～4回循環している。

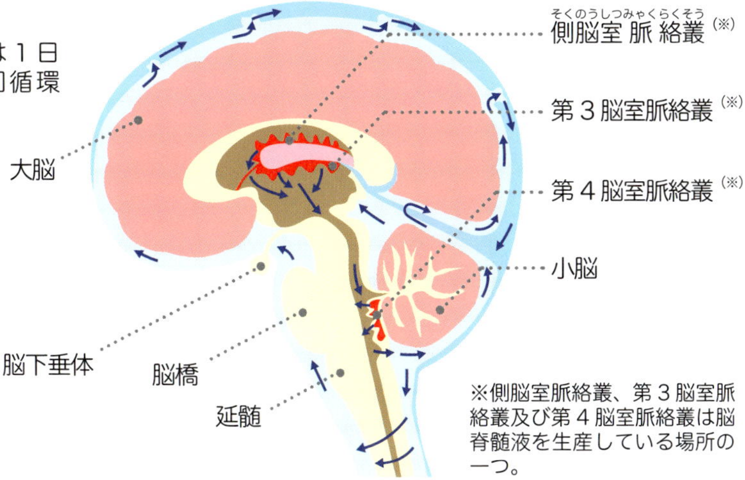

※側脳室脈絡叢、第3脳室脈絡叢及び第4脳室脈絡叢は脳脊髄液を生産している場所の一つ。

出典：『クラニオセイクラル・リズム』（ダニエル・アグストーニ著・高澤昌宏監修／ガイアブックス）P.26より

※表現は編集部で補足

04 正しく酸素を取り込む鼻呼吸法

〝酸欠〟による不調が増えた背景には、呼吸が短い「浅い呼吸（浅表性呼吸）」や口から空気を出し入れしている「口呼吸」をする人の増加があげられます。

前者の「浅い呼吸」タイプは、猫背や前傾姿勢による習慣・クセが原因。後者の「口呼吸」タイプは、口から息を吸う人たちです。

あなたの周りにも、いつもポカンと口を開けている人はいませんか？

本書でご紹介している鼻呼吸法は、取り込んだ酸素の約90％が脳に届く方法と言われていますが、口呼吸は、たったの40％しか脳まで到達していません。せっかくの酸素を半分以上ムダにしているのです。さらに口呼吸がクセになると、〝夜間無呼吸症〟や〝いびき〟の原因になるだけでなく、風邪などのウイルスやアレルギー物質を体内に取り込んでしまうため、衛生面でも良いとは言えません。

「鼻が詰まって鼻呼吸ができない」という人は、鼻を使っていないから、鼻が詰まるという悪循環に陥っています。鼻呼吸を習慣づけることこそ、自己再生力を高めるスタートライン。

それでも、自分が正しい呼吸をしているかどうかはなかなか気づくことが難しいものです。

早速、次ページの診断を行ってみましょう。

この中の「やってみよう！」に違和感があれば正しい呼吸をしていない可能性があります。そんな方は、鼻呼吸の練習から始めてみてください。

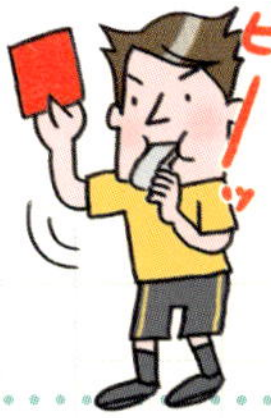

☑ あなたの呼吸はどこが危険？
サビつき注意予報診断！

あなたの呼吸は正しく機能しているのか、現在の呼吸機能の状態をみていきます。次の中から思い当たる項目をチェックしていきましょう。

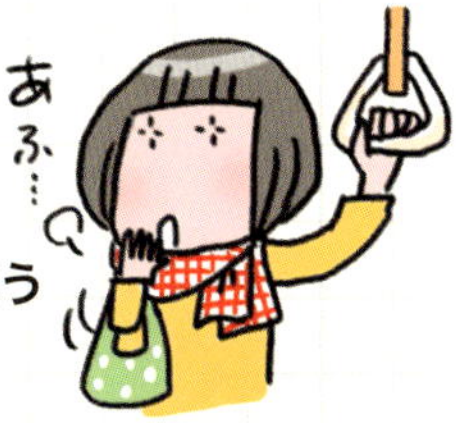

- □ よく鼻が詰まる
- □ よく声が枯れる
- □ よくあくびが出る
- □ よく頭痛が起こる
- □ 喉に痰がからむ
- □ イライラすると胸や胃が重たくなり、ため息をついてしまう
- □ 目がショボショボする
- □ 風邪を引くことが多い
- □ 口の中が乾燥しやすい
- □ 関節が痛い
- □ 人ごみが苦手。息苦しくなる
- □ ときどき立ちくらみやめまいを覚える
- □ 集中している時など、気がつくと呼吸が止まっていることがある
- □ 就寝中にいびきをかいたり、数秒間呼吸が止まることがよくある
- □ 風船をふくらませるのが苦手

やってみよう！

- □ 「あーーー」と声を出しながら、20秒間息を吐き続ける（できなかったらチェック）
- □ 「鼻から5秒息を吸い、胸で3秒止め、鼻から5秒吐く」を5回行う（疲れを感じたらチェック）
- □ 鼻から息を吸った時におなかを膨らませ、吐いた時におなかをへこませる（10秒間かけてできない人はチェック）
- □ 50mを約10秒で走りきる（できなかったらチェック）
- □ 踏み台を使い、30回上り下りした後の10秒間の脈拍が12回以上である

あなたの体のサビつき判定は？

総合判定は P.37へ

0～5 体内酸素度◎ … **酸素レベルは文句なし！**
呼吸もバランス良く自律神経も安定しています。

6～11 体内酸素度△ … **酸素レベルは中程度**
悪い習慣を見直して意識的に深い呼吸を心がけましょう。

12～20 体内酸素度× … **酸素レベルは酸欠状態の危険レベル**
今すぐに鼻呼吸の練習をして習慣にしましょう。

キホンの鼻呼吸

常に鼻の通りを良くしておくことで、鼻炎予防になる。

【効果】リラックスしたい時、花粉症や鼻炎で鼻が詰まっている時に効果的。

鼻呼吸ストレッチ

新鮮な酸素が脳へ届き、続けるうちに頭がクリアになっていくのを実感できる呼吸法。

＊キホンの鼻呼吸は、鼻呼吸ストレッチのバリエーションで行ってもどちらでも良いでしょう。左右３～５回を目安に行いましょう。

01 左耳の後ろの窪みに人差し指を押しあてる

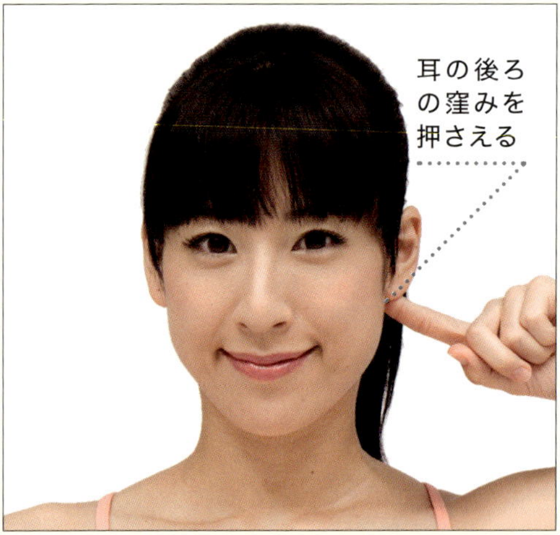
耳の後ろの窪みを押さえる

鼻呼吸ストレッチバリエ

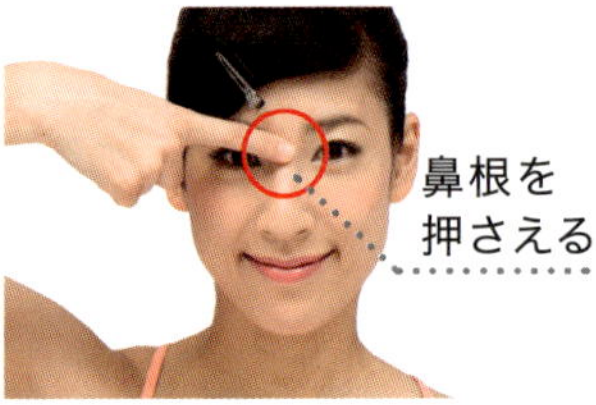
鼻根を押さえる

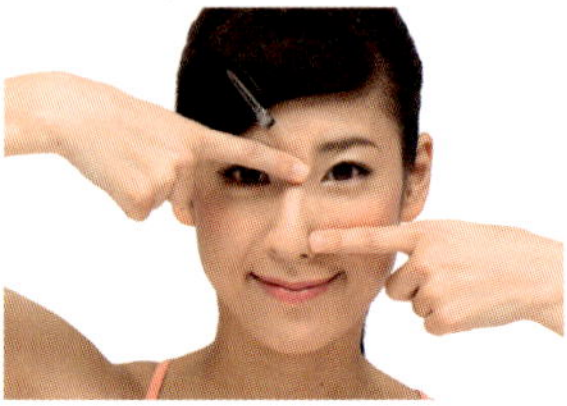

01 右の鼻根（鼻の付け根）を指で押さえる

02 左の指で左の小鼻を押さえ、５秒かけて右鼻から勢いよく息を吸う

03 そのまま３秒間息を止め、右鼻から５秒かけ息を吐く

＊もう片方の鼻も同様に行っていきます。

02 もう片方の手で右側の小鼻を押さえる

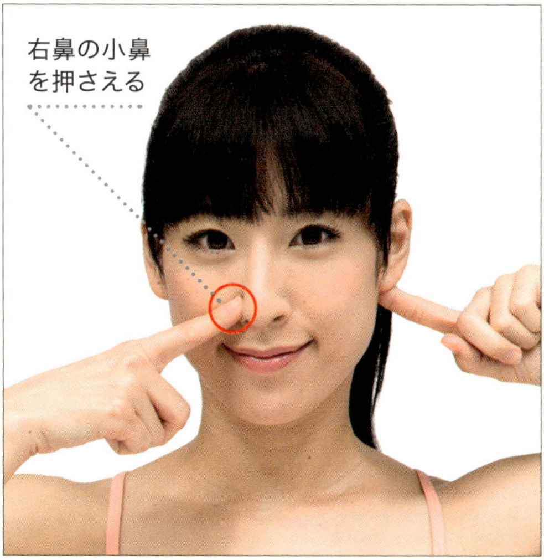

Point

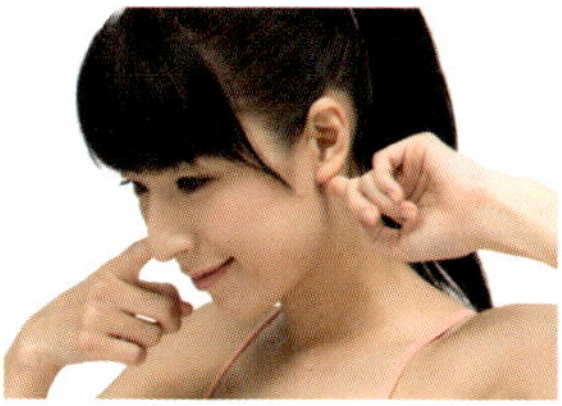

耳の後ろの窪みの部分を指で押さえる時は軽くおく程度が良いでしょう。力を入れて押さないように注意しましょう。

03 鼻で吸いながらあごを上げていき、鼻で吐きながらあごを元に戻す

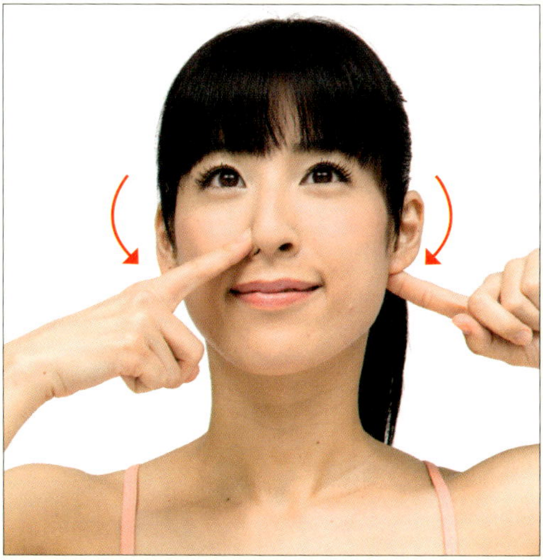

Point

勢い良く空気を吸い込む時に、その勢いのまま吐くと、さらに鼻の通りが良くなるのでおすすめです。

04 もう片方の鼻も同様に行う

05 身体機能を改善する〝真呼吸〟の働き

自己再生力を高め、体を蘇らせる。それを叶えるのは、細胞の一つひとつまで酸素を届け、活性化させる呼吸法です。

鼻から体の隅々まで酸素を吸い込み、深く、長く息を吐く。こうした〝深呼吸〟だけではありません。

時には短く、力強く吐き出したりと、体の状態と目的に合わせた呼吸を行うこと。これこそが自己再生力を高める呼吸法の真髄です。

私は、この不調改善の意志を持って行う呼吸法を真（まこと）の呼吸「真呼吸《しんこきゅう》」と名付けました。

誰もが24時間行う「息を吸って、吐く」呼吸を、目的を持って実践することが、自己再生力を高め、すべての機能改善に役立つ簡単な方法です。

何千年もの歴史を持つインドの伝承医学・ヨガには、ポーズのほかにさまざまな呼吸法があります。

自律神経や体内エネルギーの※陰陽や神経のバランスを整える、など目的に応じた呼吸法が伝えられているように、呼吸こそ体への有効なアプローチなのです。

これまで無意識に行っていた呼吸は、不調改善のためのありがたい治療器。そう思うと一回一回の呼吸が大切に思えてきませんか？

〝真呼吸〟を行うことで、次のような効果が期待できます。

※陰陽…東洋医学に基づいた理論。お互いが関連し合い、対立している２つの現象や物事を統括して言う。常に変化する無数の要素を調整し、バランスを取っている。体内においては、陽が陰より増えれば熱が出て、陰が陽より増えると寒さを覚えることがあげられる。

機能を改善する「真呼吸」の効果

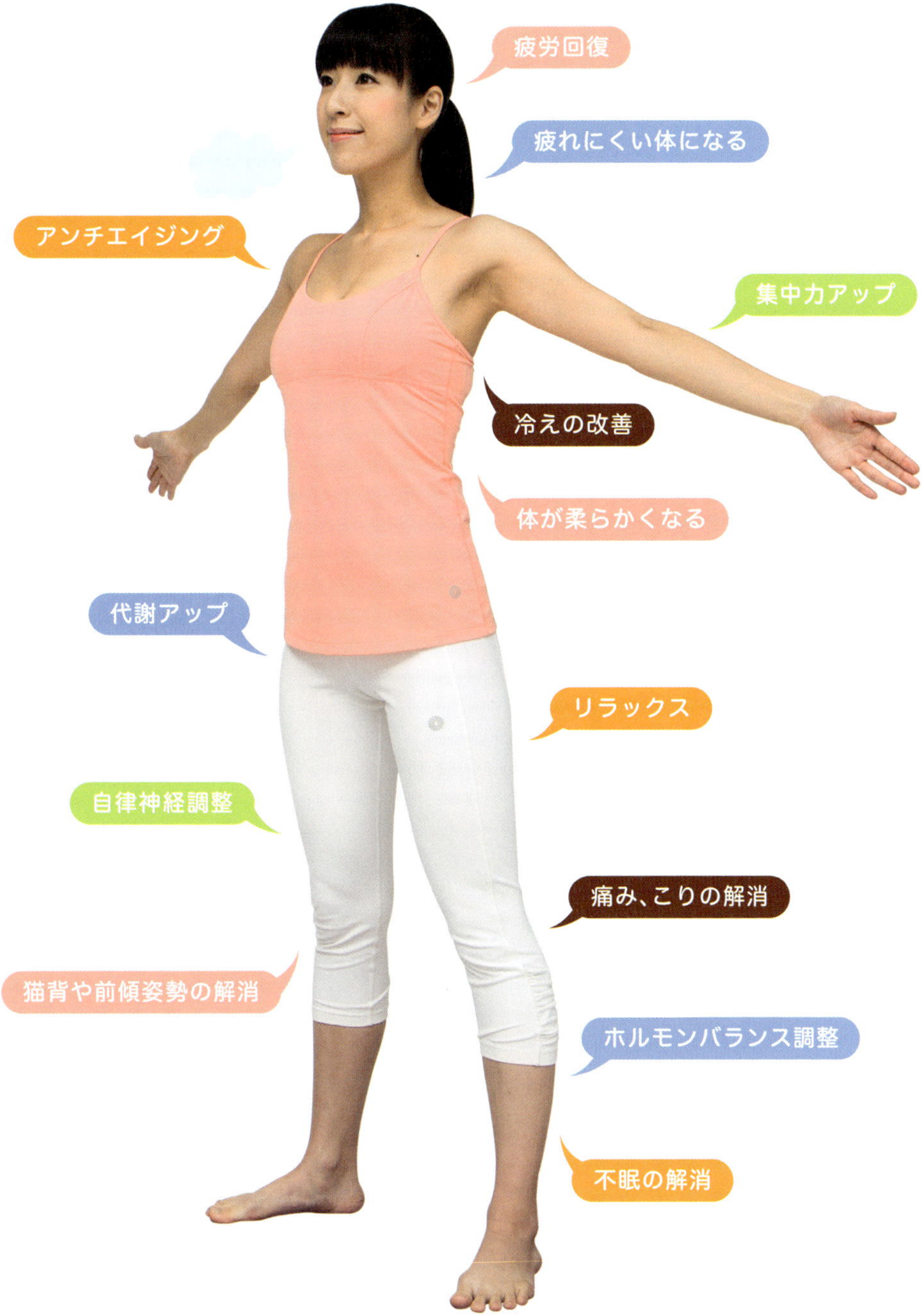
疲労回復
疲れにくい体になる
アンチエイジング
集中力アップ
冷えの改善
体が柔らかくなる
代謝アップ
リラックス
自律神経調整
痛み、こりの解消
猫背や前傾姿勢の解消
ホルモンバランス調整
不眠の解消

06 ゼロからプラスに導く真呼吸ストレッチ

私たちは呼吸法によってのみ、自分の意思とは関係なく働いている自律神経のバランスをコントロールすることができます。

人間の生体サイクルを正常に戻すのに重要な時間帯は、朝目覚めてすぐと、夜寝る前。朝は交感神経優位、夜は副交感神経優位であるのが自律神経の正しい状態です。

最も簡単な自律神経調整法は、それぞれの時間帯のタイミングに合わせた呼吸法を行うことですが、軽度な動き・ストレッチを加えるとさらにその効果が増します。

〝真呼吸ストレッチ〟は、朝・昼・夜、それぞれの時間帯に無理のない動きと呼吸を併せ、筋肉や骨格を伸ばすメソッドです。

「胸式呼吸」と「腹式呼吸」を自らの体調と相談しながら使い分けることで、単なる運動にとどまらない、自律神経系やメンタルにまで働きかけるようプログラムされています。

自己再生力が低下し、老化へ向かう「マイナス」から、真呼吸によって「ゼロ」に整え、体をプラスの状態にまで蘇らせること。これこそが真呼吸ストレッチです。

肩がこる、集中できない、眠れない……。これは「細胞に酸素が必要だ」という体からのメッセージ。そうした声が聴こえた時は、真呼吸で酸素をチャージしましょう。

喉が乾いたら水を飲むように、無理なく習慣にできるでしょう。

総合判定

呼吸と肉体のチェック項目を併せて、あなたの体を総合判定します。現在の身体機能、呼吸機能はどのくらいのレベルでしょうか？

A　0〜10　あなたはまだ若い！
自己再生力高レベル

ボディ：肉体再生度◯　呼吸：体内酸素度◯

健康的な生活習慣のおかげで、運動機能、呼吸機能ともに再生力を保持しているようです。今までの生活を維持し、朝・昼・夜に自分が心地良いと感じる真呼吸ストレッチを1〜2つ取り入れると良いでしょう。また、心と体により良い健康維持・予防のために真呼吸ストレッチを習慣にすることをおすすめします。

おすすめのストレッチ

① 胸式呼吸 …………………… P.18

② 腹式呼吸 …………………… P.20

③ 鼻呼吸ストレッチ …………………… P.32

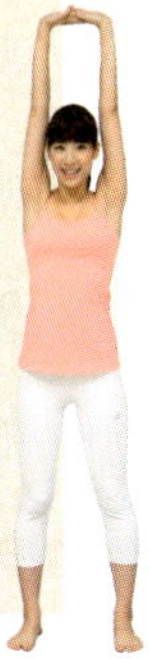

B　11〜20　体の老化が進行中！
自己再生力中レベル

ボディ：肉体再生度△　呼吸：体内酸素度△

体の老化が徐々に現れてきています。年齢を重ねるごとに代謝は低下しますので、これまでより少しずつ体を動かす時間を増やしていきましょう。また、P.31の「やってみよう！」ができなかった人は、より深い呼吸を心がけるようにしてください。朝・夜に1回、真呼吸ストレッチを行い、昼にも不調を感じる箇所を中心に1〜2つのメニューを組むとさらに効果的です。

おすすめのストレッチ

① 姿勢の調整 ………… P.60、64、86など

② 上半身のこりや疲れ ………… P.52、66、80など

③ 下半身の強化 …… P.50、54、56、118など

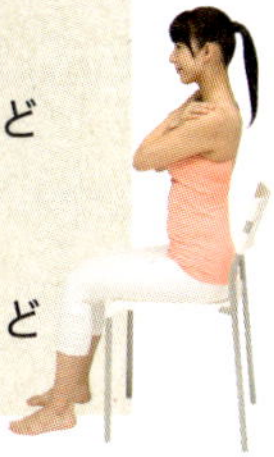

C　21〜40　待ったなし！
弱ったカラダ危険レベル

ボディ：肉体再生度×　呼吸：体内酸素度×

慢性的な運動不足と疲労が積み重なり、すでに多くの不調が表出しています。まずはできる範囲で体を動かし、呼吸を意識して身体機能を取り戻すことが必要です。朝・昼・夜ごとに真呼吸ストレッチを行いましょう。通勤途中などに基本の呼吸を意識し、体へ酸素を十分に取り込んで、体を目覚めさせるイメージを持つと良いでしょう。

おすすめのストレッチ

① 自律神経調整 ………… P.40、62、120など

② ダイエット ………… P.44、52、74、88など

③ こりや痛みの緩和 ………… P.48、50、66、76など

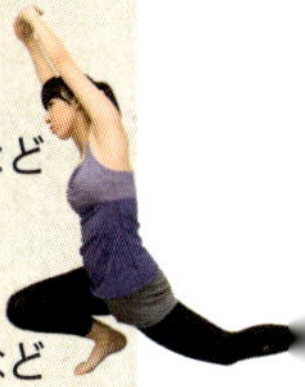

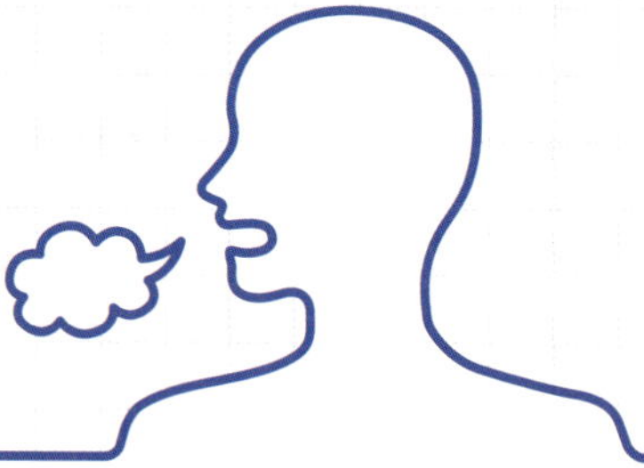

◆ Column ◆

呼吸とカラダの関係②

鼻の機能は1日に何度も入れ替わっていた！

　さっきまで右鼻が詰まっていたのに、今度は左鼻が詰まってしまった！　それは2～3時間ごとに鼻の機能が交代していることで起こるネーザル・サイクル（交代性鼻閉）という生理現象です。
　花粉症やひどい鼻炎の時でも、両方の鼻が詰まることはほとんどありませんが、片方でも鼻が詰まる息苦しさは辛いものです。そんな時は、鼻呼吸をサポートするテーピング法がおすすめです。
　強制的に鼻呼吸の状態をつくり、鼻の空気の通りを助けます。これだけでも呼吸がラクになり、安眠や喉の乾燥防止、口呼吸の矯正に大変役立ちます。

準備するもの

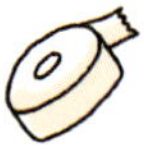

包帯などを固定する医療用テープ（サージカルテープ）

1. 眉間の皮膚をおでこの方へ引っ張り、鼻が上を向いた状態でテープで止める

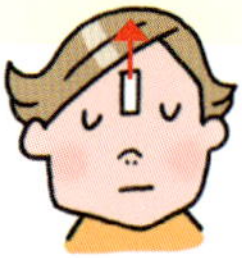

2. 鼻筋をつまみ、鼻の穴が広がる位置を見つけたらテープで固定する

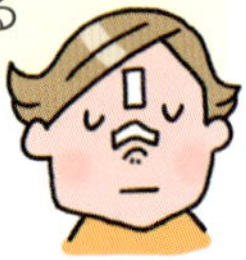

3. 鼻の下からあごまで縦にテープを貼り、唇をふさぐ

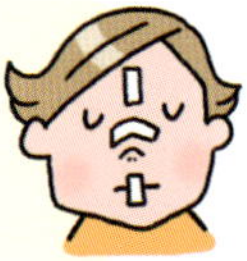

Chapter 3

朝効くストレッチ

P.18 のキホンの真呼吸「活性のための胸式呼吸」をしてから各ストレッチを行うと、より効果が期待できます。

＊各章でご紹介している体操の呼吸法は、鼻から吸って口から吐くことを基本にしています。ただし、P.94の「迎香ストレッチ」は、鼻呼吸で行いましょう。

全身脱力法

3〜5回

息を吐ききる時に両手両足を開くことで、末梢神経を刺激。全身の血行を促進させ、すっきりとした目覚めを促す。ストレス解消、免疫力アップに効果的。

倦《けん》怠感

01 仰向けに寝て、息を吸いながら、両腕と両足を開き、手はグーのまま足は床から離す

全身に効く

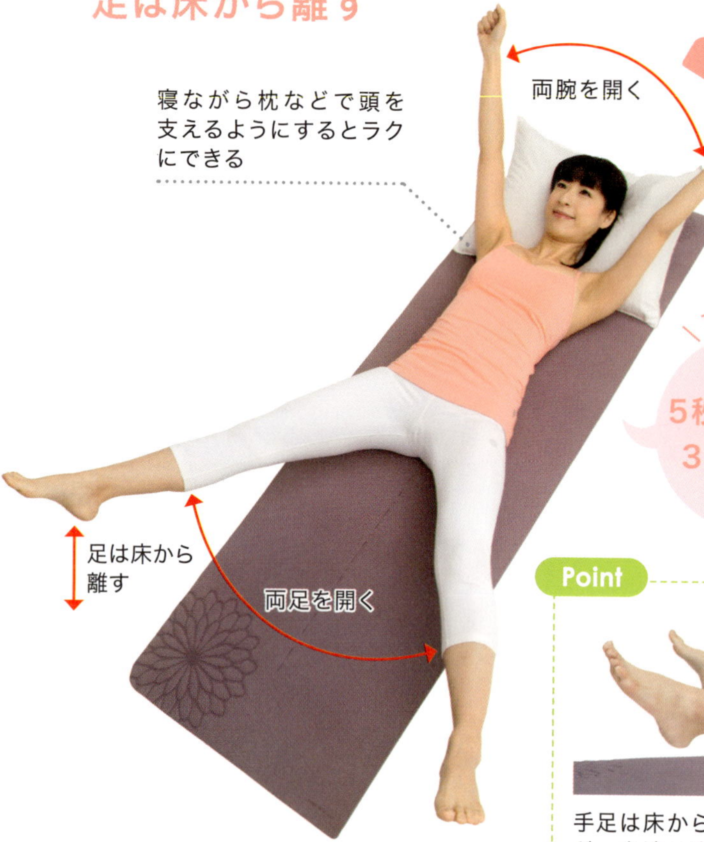
寝ながら枕などで頭を支えるようにするとラクにできる
両腕を開く
足は床から離す
両足を開く

真呼吸①

5秒で吸って
3秒止める

Point

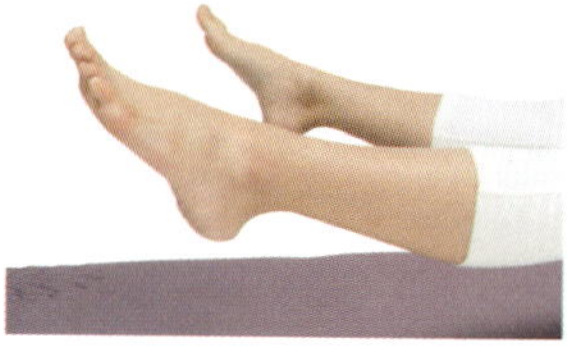

手足は床から離せば離すほど、血液は高い所から低い所へ流れ、脳脊髄液の循環を促し、代謝がアップ。目覚めもすっきりします。

02 息を吐きながら、手のひらを開く

真呼吸②

5秒で
吐く

足は床から離したままを維持する

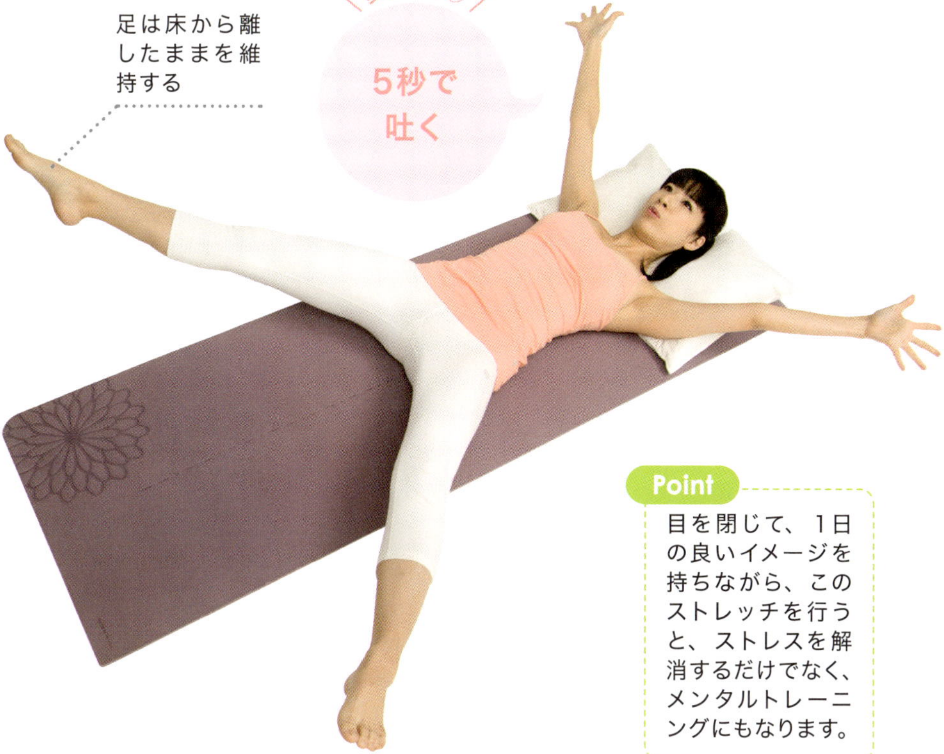

Point

目を閉じて、1日の良いイメージを持ちながら、このストレッチを行うと、ストレスを解消するだけでなく、メンタルトレーニングにもなります。

全身脱力法のストレッチバリエ

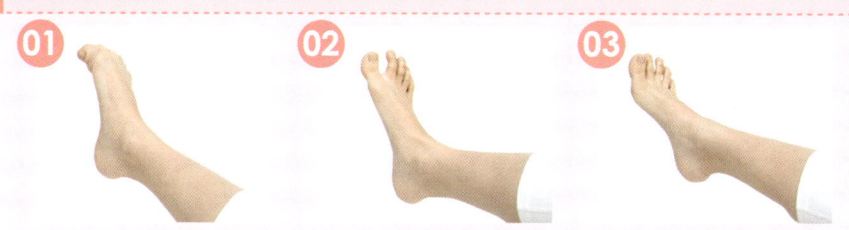

01

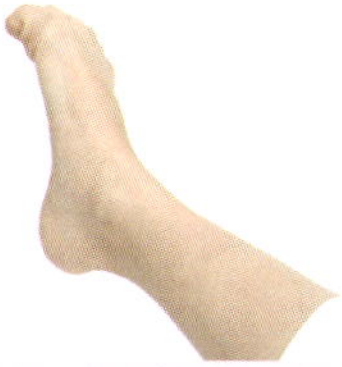

02

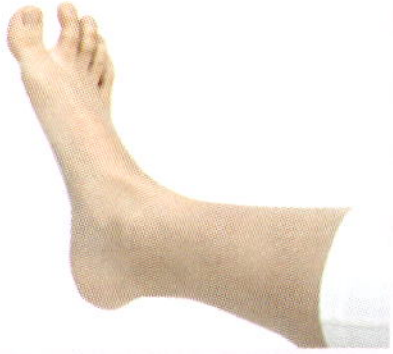

03

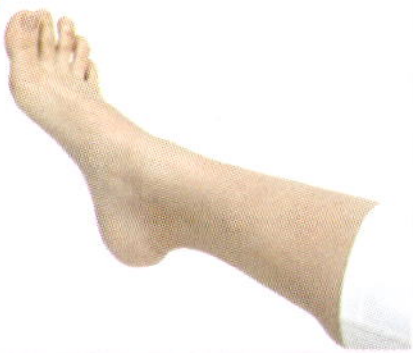

足指のグーチョキパー体操：両足でグー、チョキ、パーと足を丸める時に、ものを掴む感じで行うとさらに血行が促進されます。

＊グーのみ、チョキのみ、パーのみで行うのも良いでしょう。

朝のための股関節ストレッチ

左右
3〜5回

筋肉痛　腰痛

ひざの裏の張りを和らげて、股関節の動きを良くする。骨盤を正しい位置に戻す働きや、腰痛予防、ふくらはぎの筋肉痛にも効果的。

01 リラックスして、仰向けに寝る

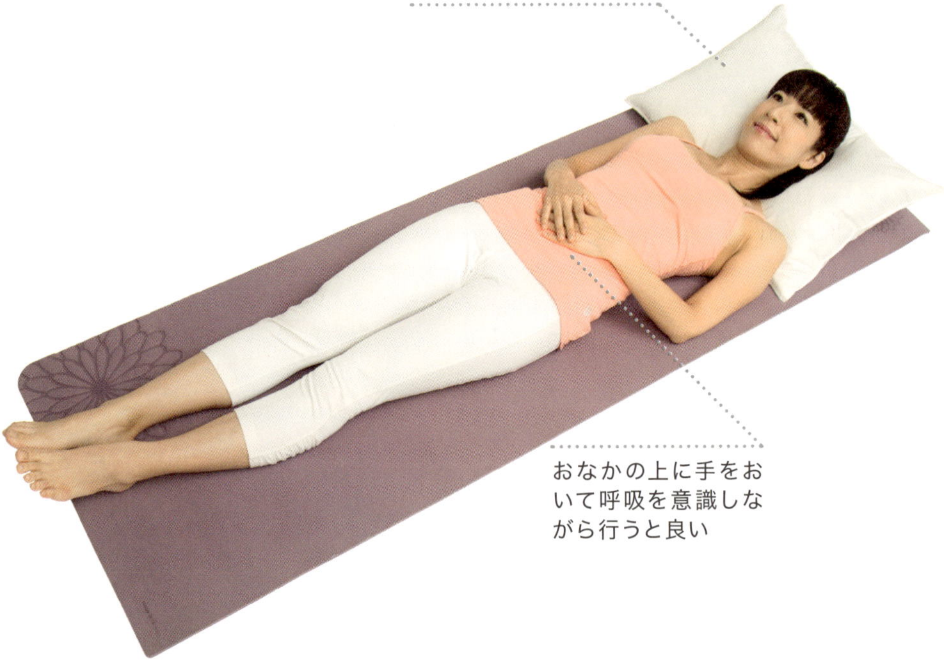
寝ながら行うと良いストレッチ。枕などの支えがあるとラクにできる
おなかの上に手をおいて呼吸を意識しながら行うと良い

02 息をゆっくり吸いながら、片足を体の方に抱え込んでいく

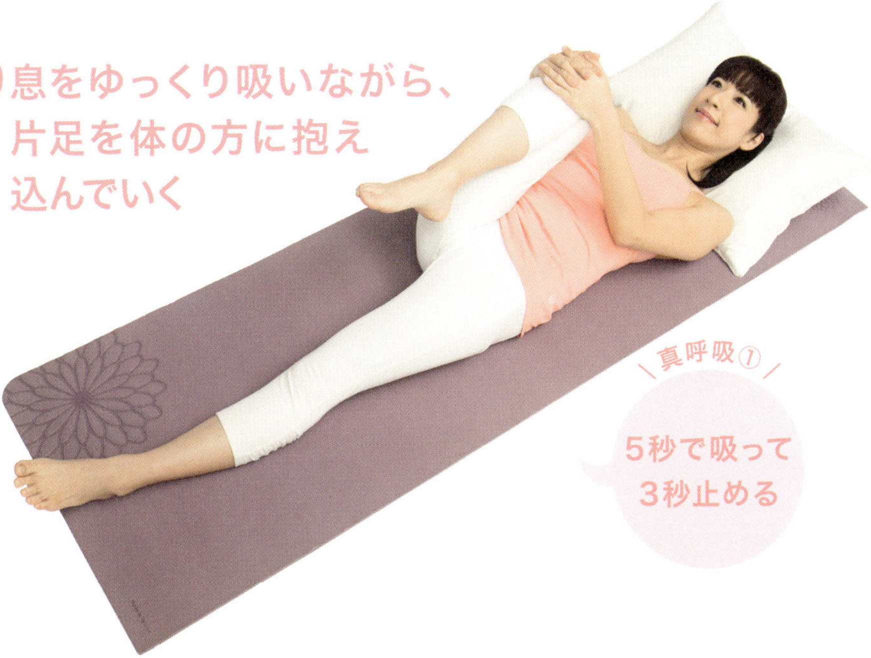

\ 真呼吸① /

5秒で吸って
3秒止める

03 息を吐きながら、より深く体を曲げていく

\ 真呼吸② /

5秒で
吐く

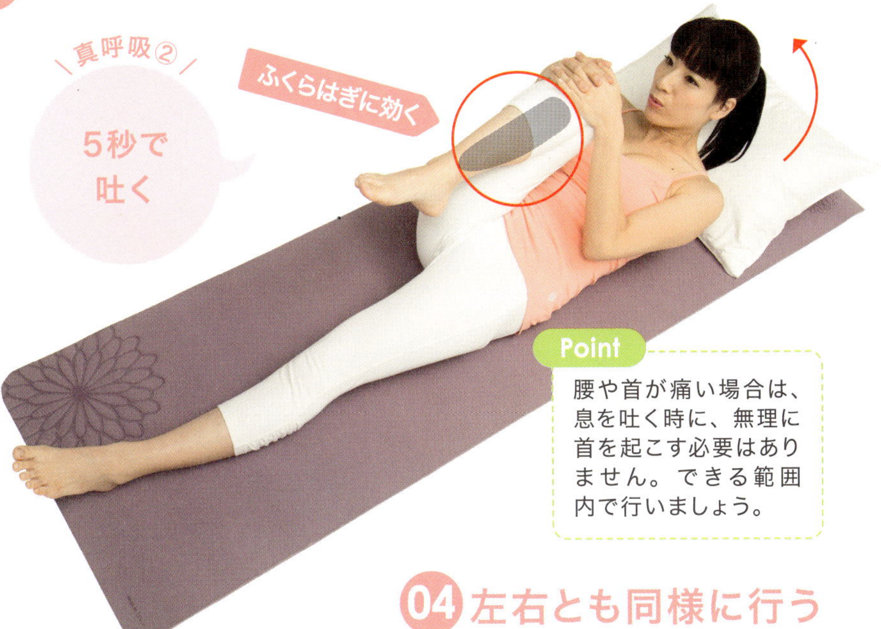

Point

腰や首が痛い場合は、息を吐く時に、無理に首を起こす必要はありません。できる範囲内で行いましょう。

04 左右とも同様に行う

ヒップのストレッチ

左右
3〜5回

股関節の動きを良くして、柔軟性を高める。骨盤まわりを動かすため、腰痛や婦人科系の不調に有効。また、ヒップを引き締める効果も期待できる。

腰痛　ダイエット

01 仰向けに寝て、おなかの上に手をおき、ひざを立てる

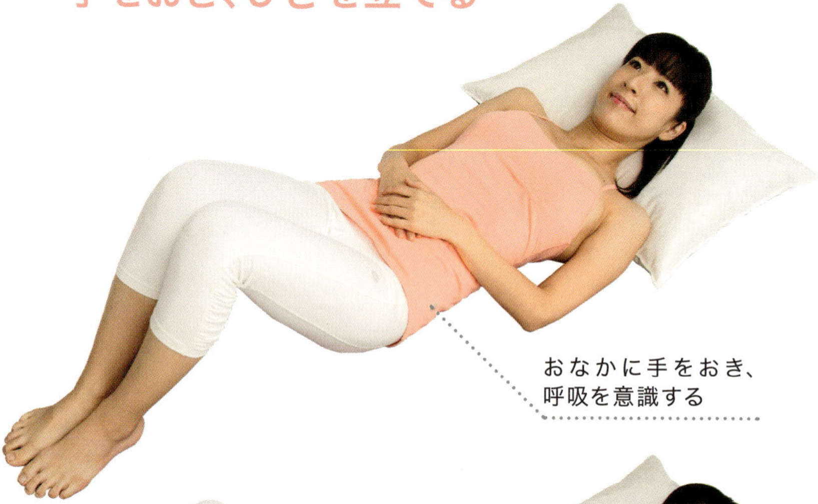

おなかに手をおき、
呼吸を意識する

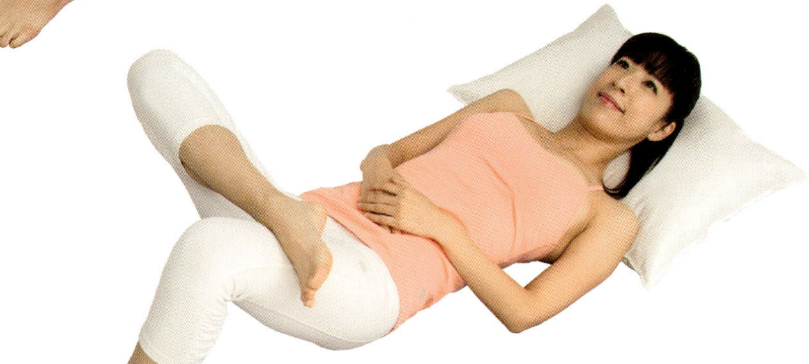

02 片方の足を反対のひざの上にのせて交差させる

03 息を吸いながら、両足を体の方に曲げていく

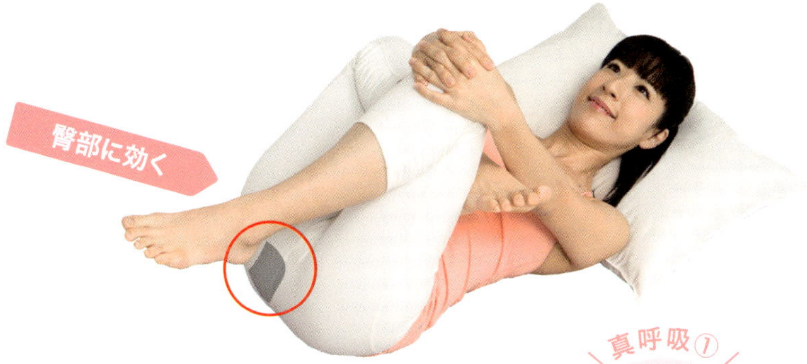

真呼吸①

5秒で吸って
3秒止める

04 息を吐きながら、さらに深く体を曲げていく

真呼吸②

5秒で
吐く

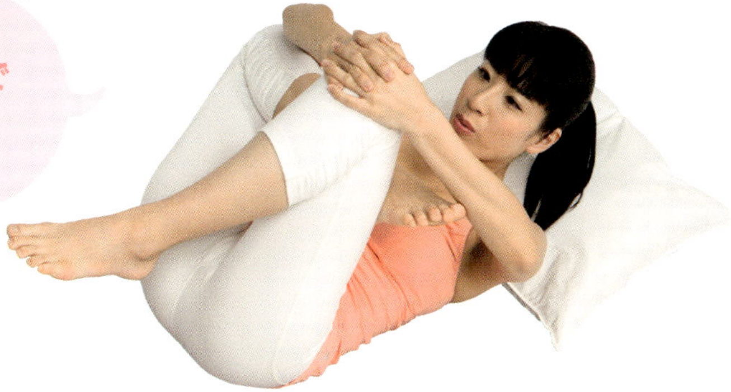

Point

腰や首が痛い場合は、必要以上に体を曲げないように注意しましょう。

05 左右とも同様に行う

ひざ・もものストレッチ

左右
3〜5回

股関節の動きを良好にして、骨盤を調整する。ひざの痛みの予防や鼠《そ》頚《けい》部の痛みを和らげる働きがある。

ひざの痛み　鼠頚部の痛み

01 横向きになり、腕で体を支え、上になっているほうの足首を持つ

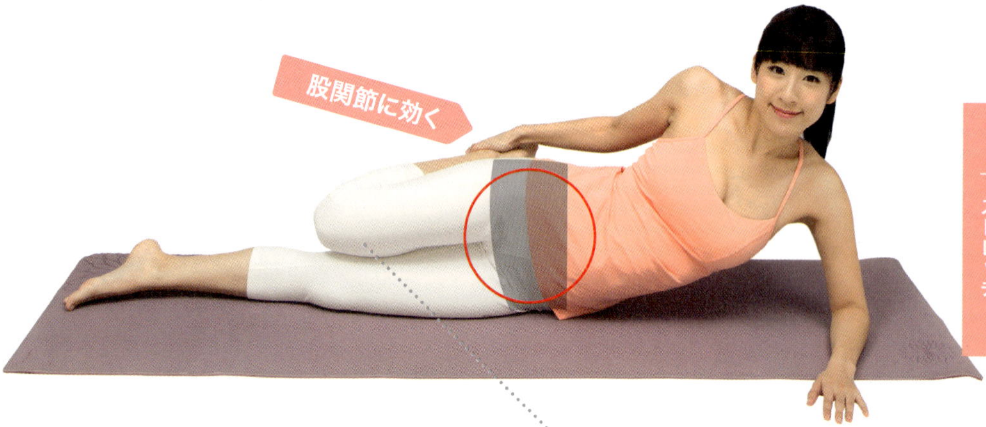

ひざなどが痛い場合は無理して行わず、できる範囲で曲げる

NG Point

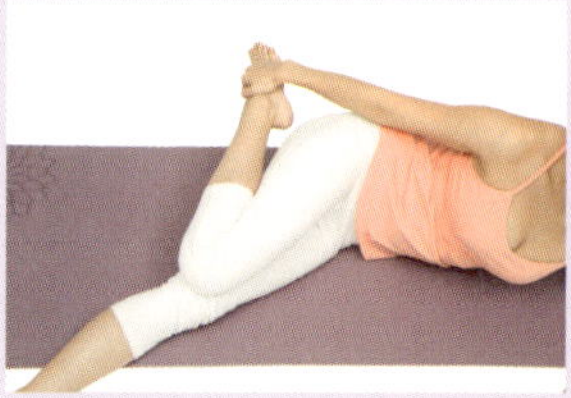

下の足は曲げないように、背中が丸くならないよう気をつけましょう。

02 息を吸いながら、足を曲げていく

真呼吸①

5秒で吸って
3秒止める

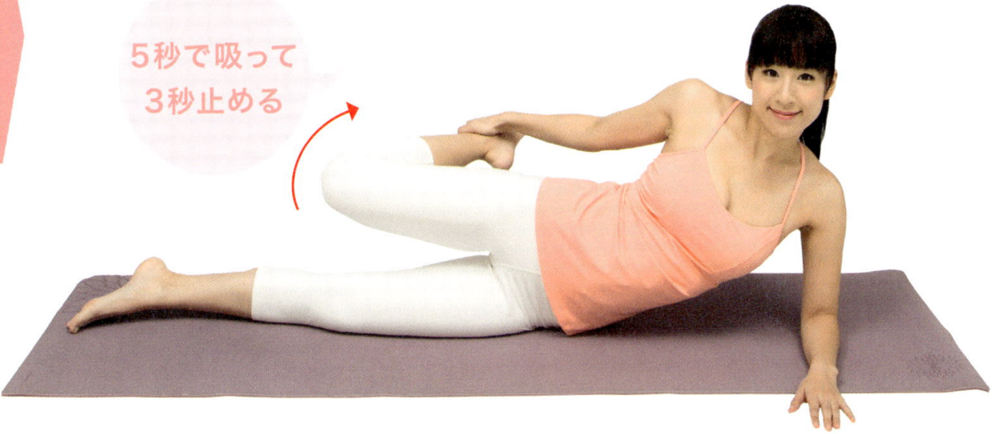

03 息を吐きながら、より足を曲げていく

真呼吸②

5秒で
吐く

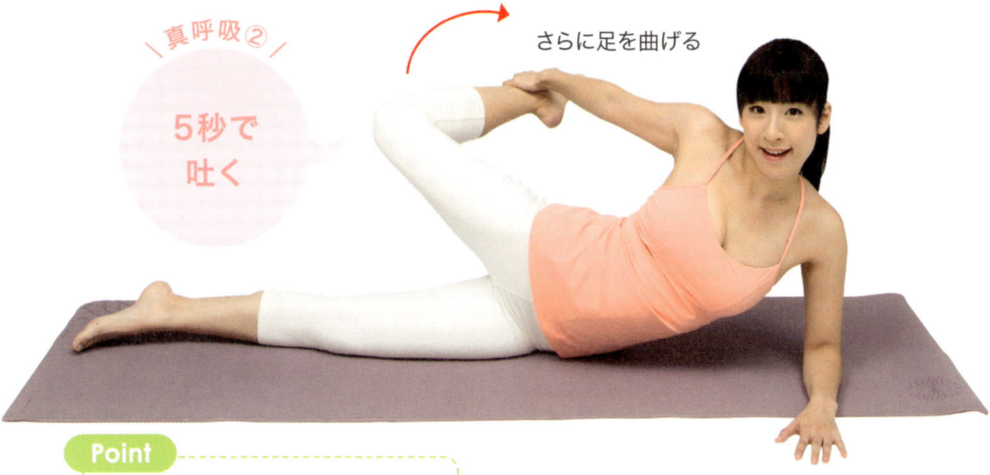

Point

上の足を曲げる時は、呼吸に合わせながらゆっくり曲げていきましょう。ひざなどが痛い場合は無理せず、上がる位置で止めましょう。

04 左右とも同様に行う

体幹8の字ストレッチ

左右
3〜5回

背骨と骨盤を整えながら、体幹のバランスを調整していく。体幹の強化や、腰の柔軟性アップにも有効。

腰痛

01 片方の腕を頭の上に伸ばし、もう片方の腕を横に伸ばしていく

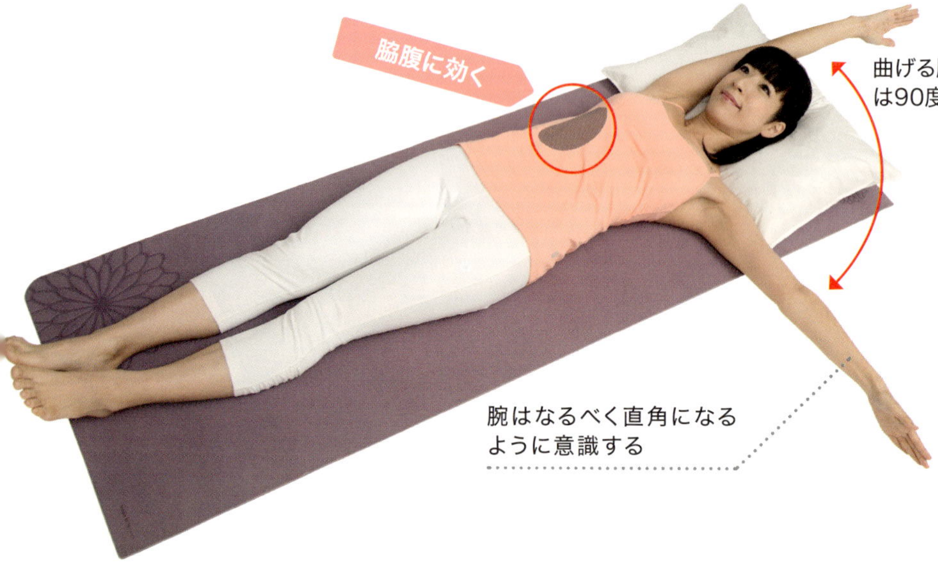

脇腹に効く
曲げる腕
は90度
腕はなるべく直角になる
ように意識する

02 息を吸いながら、両ひざを立てる

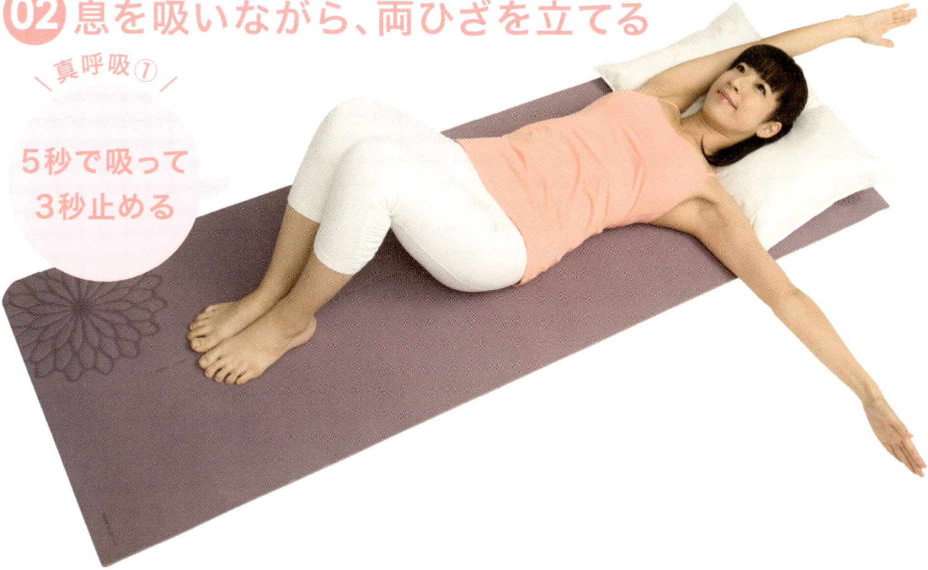

真呼吸①

5秒で吸って
3秒止める

03 息を吐きながら、横にしている腕の側に両足を倒していく

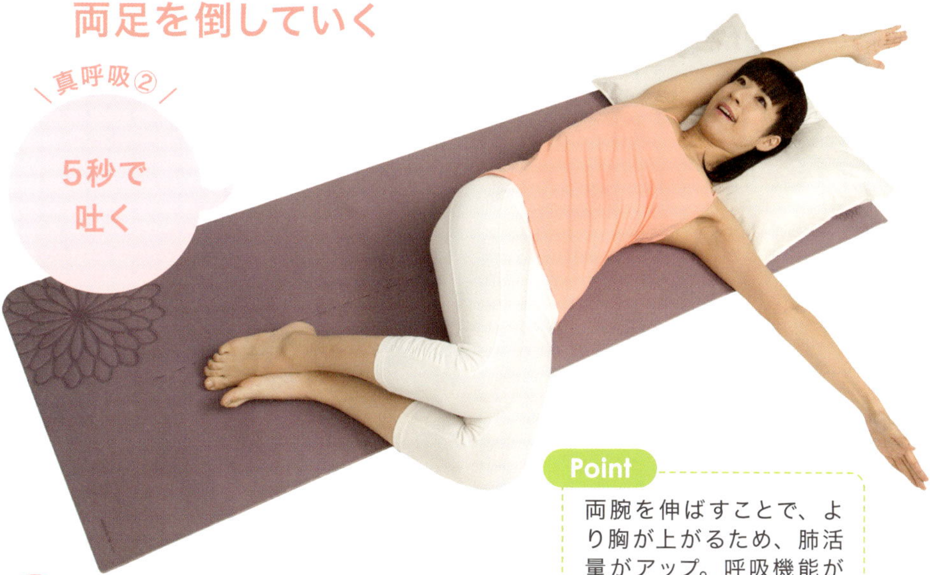

真呼吸②

5秒で
吐く

Point

両腕を伸ばすことで、より胸が上がるため、肺活量がアップ。呼吸機能が高まります。

04 左右とも同様に行う

足の側面・股関節を伸ばすストレッチ

左右 3〜5回

股関節を柔軟にするため、腰痛や坐骨神経痛の予防に有効。筋肉を意識しながら行えば、足のラインが美しくなる。

坐骨神経痛　腰痛

01 横向きになり、息を吸いながら上になっている足を体の前方に伸ばしていく

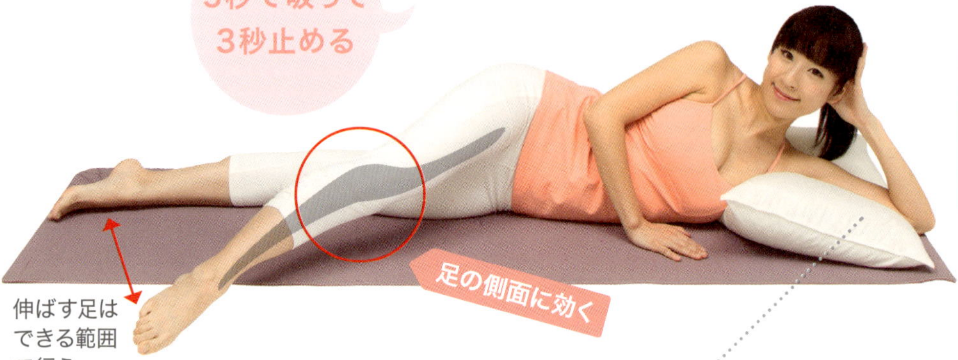
真呼吸①
5秒で吸って
3秒止める
足の側面に効く
伸ばす足は
できる範囲
で行う
枕などで体を支える
ようにするとラクに
できる

Point

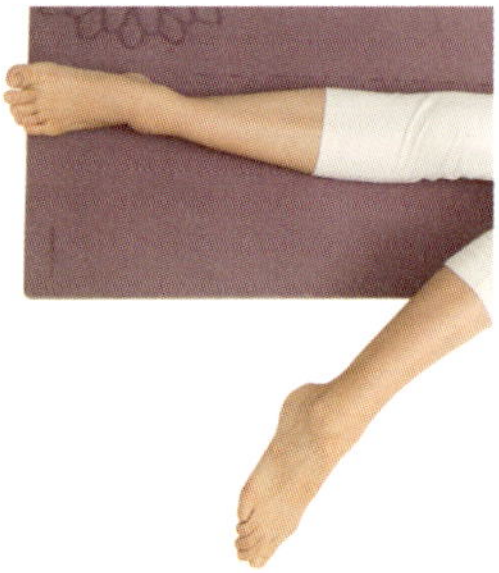

足があまり伸ばせない場合は、伸ばせる範囲で行うと良いでしょう。

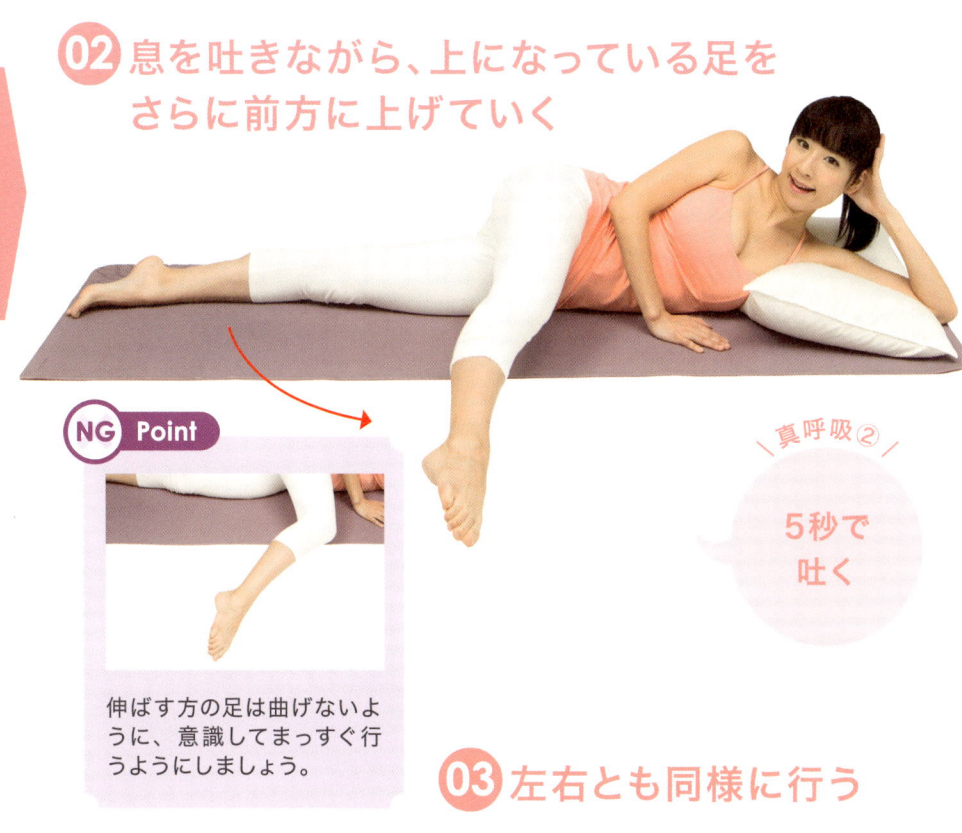

02 息を吐きながら、上になっている足をさらに前方に上げていく

真呼吸②

5秒で
吐く

NG Point

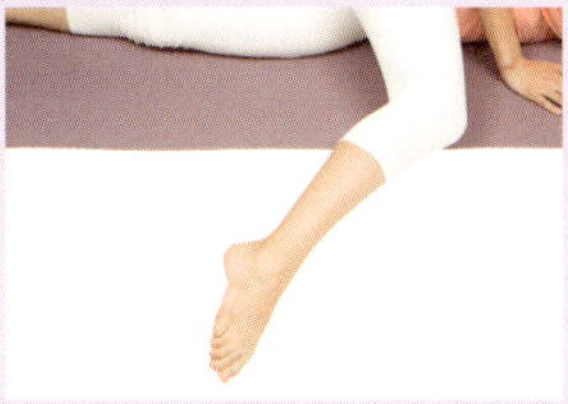

伸ばす方の足は曲げないように、意識してまっすぐ行うようにしましょう。

03 左右とも同様に行う

足腰のためのストレッチバリエ

同じ姿勢のまま行うことができるストレッチです。

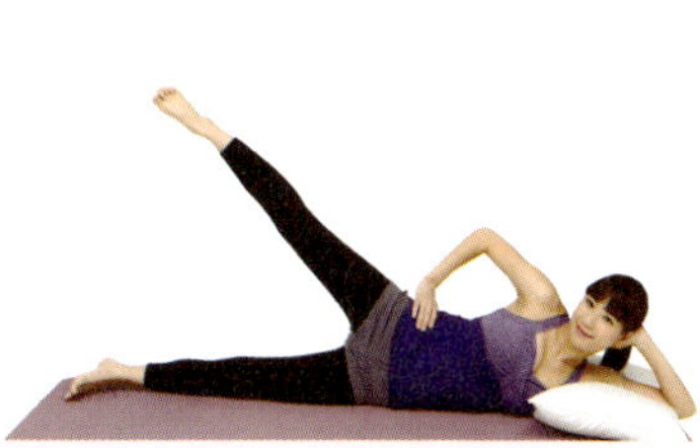

01 横向きになり、上になっている方の腰に手をのせて息を吸いながら足を上げていく

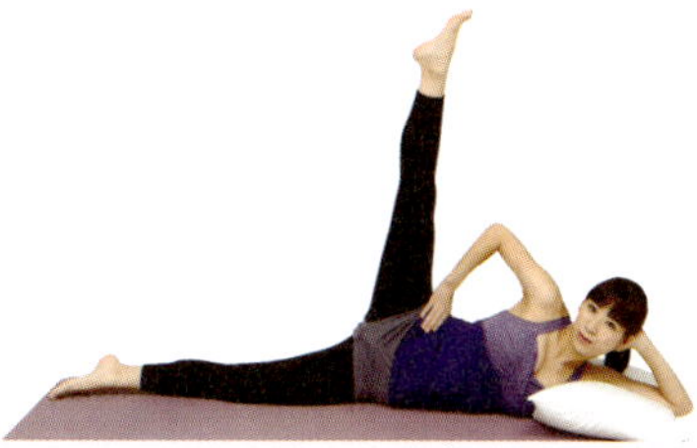

02 息を吐きながら、足をさらに上げ、つま先を伸ばしていく

肩甲骨《けんこうこつ》ストレッチ

手のひらを変えて4回

肩甲骨の動きをなめらかにして、代謝を高めていく。
肩甲骨を刺激するため、肩こりをほぐす働きがある。

肩こり　ダイエット

01 ひざ立ちの姿勢になる

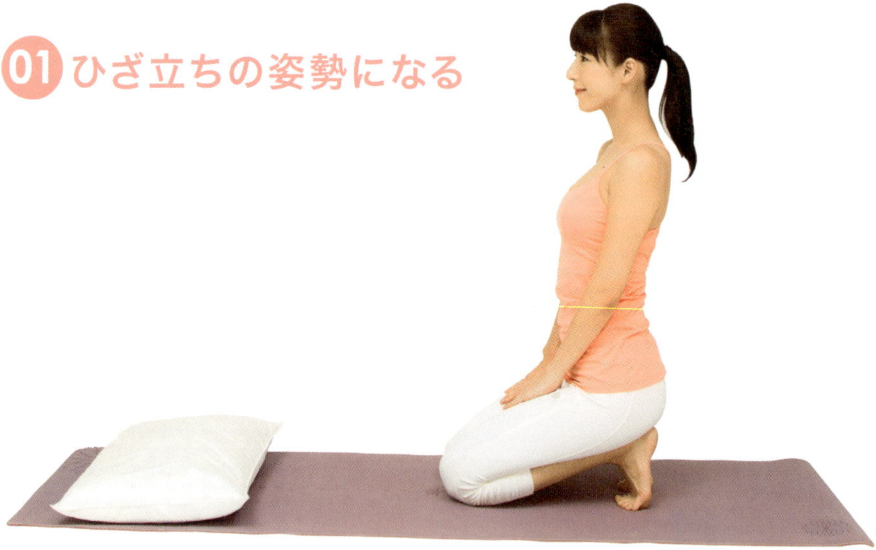

02 両腕を体の前に伸ばしていく

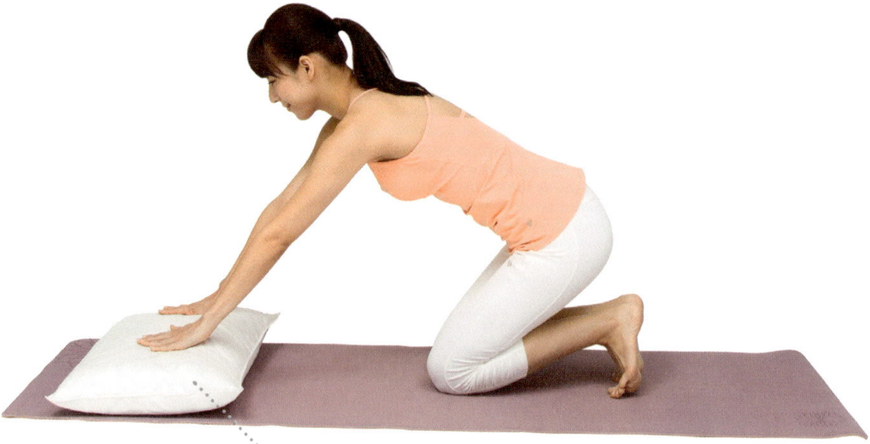

枕やタオルがあると腕を
伸ばしやすい

03 息を吸いながら、体を徐々に前に倒していく

真呼吸①

5秒で吸って
3秒止める

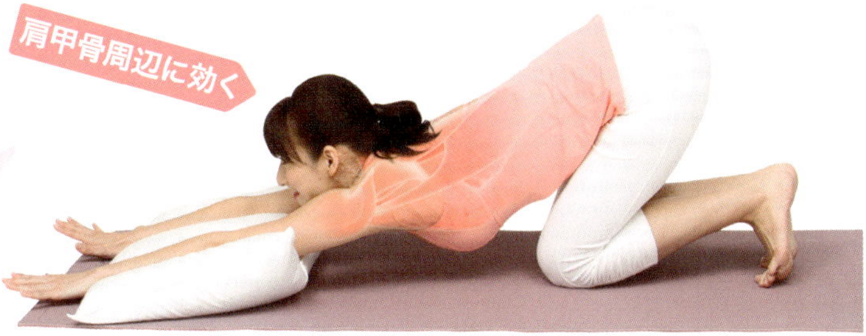

NG Point

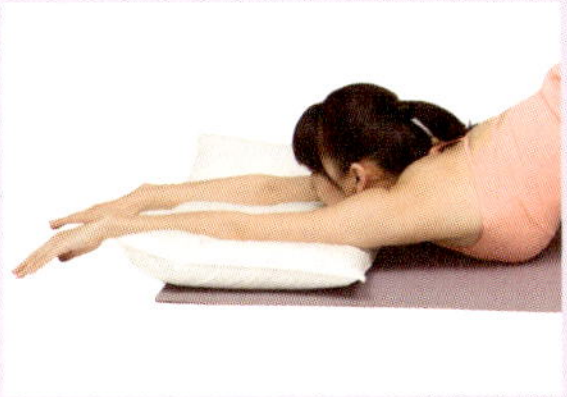

胸を床につけてしまうと背中を必要以上にそらせ、腰を痛める原因になるので気をつけましょう。

Point

手のひらの向きを下向きの後→上向き→内側→外側と順番に変えて行うと肩甲骨を回すことになり、より効果的です。

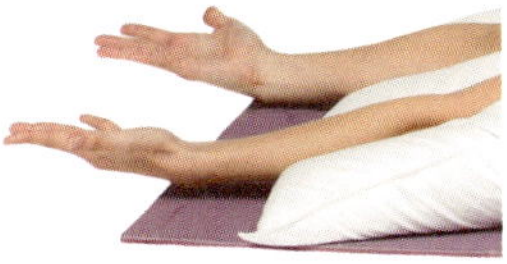

上向き

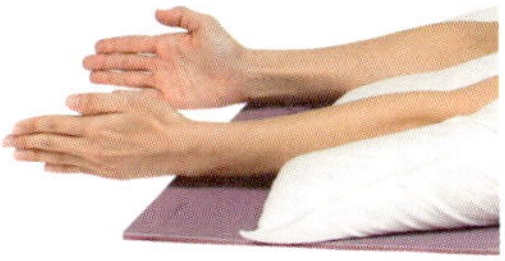

内側

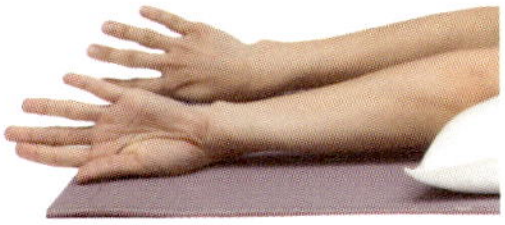

外側

04 息を吐きながら、さらに両腕を前方に伸ばしていく

真呼吸②

5秒で
吐く

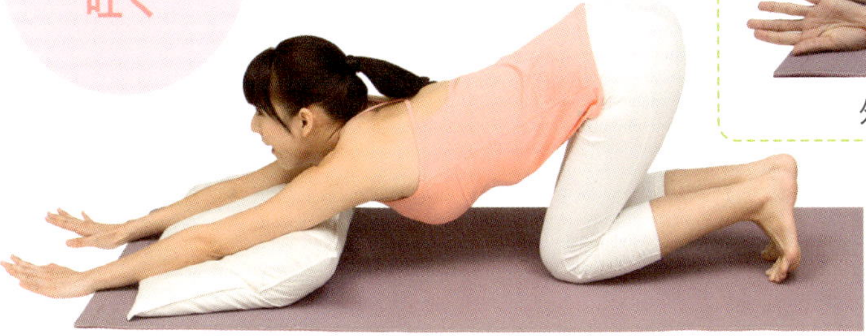

← さらに両腕を前方に伸ばす

内もものストレッチ

左右
3〜5回

両足の内ももを引き締める働きや、O 脚予防に効果がある。

ダイエット　O 脚

01 正座の姿勢になり、足を崩す

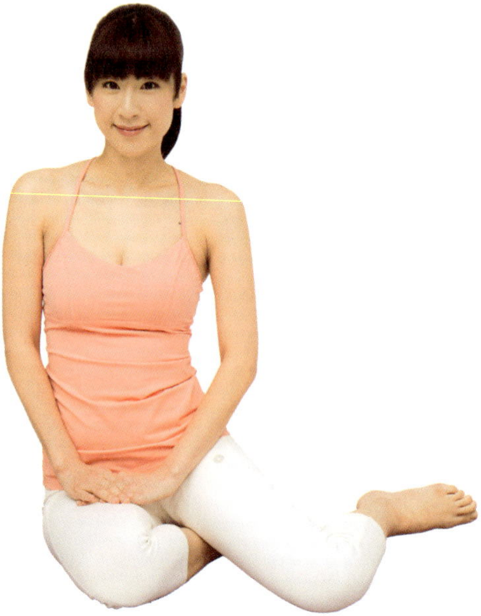

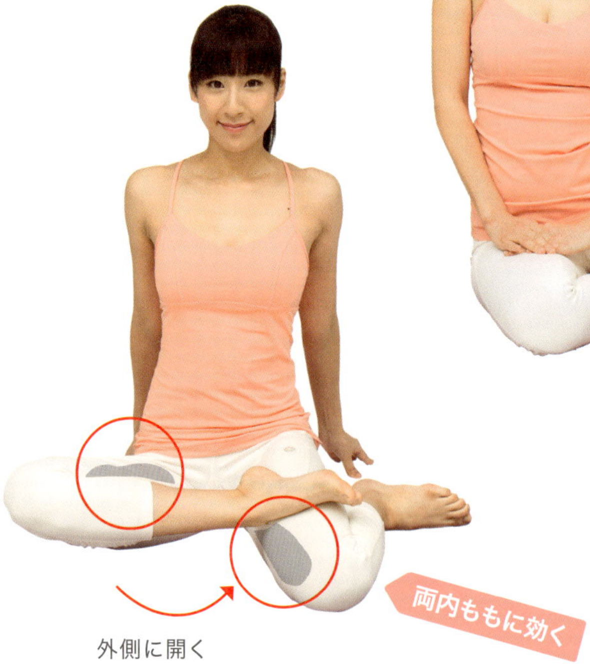

外側に開く
両内ももに効く

02 次に片方の足首を反対側の太ももの上にのせる

03 息を吸いながら、体を後ろに倒していく

真呼吸①

5秒で吸って
3秒止める

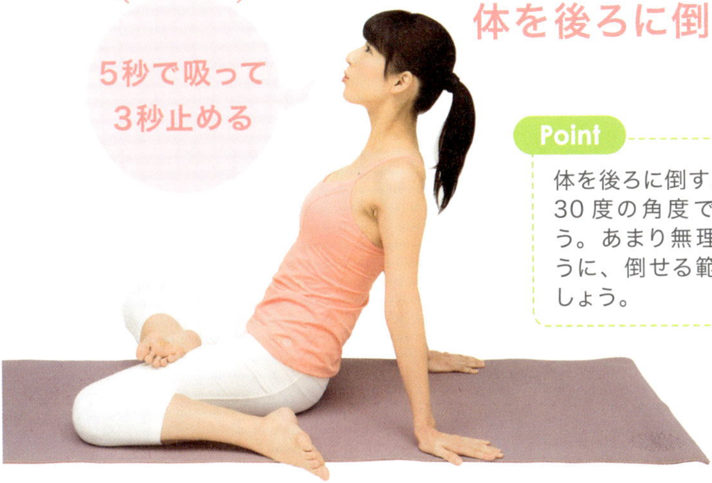

Point

体を後ろに倒す時は、15～30度の角度で行いましょう。あまり無理をしないように、倒せる範囲で行いましょう。

04 息を吐きながら、より体を後ろに倒していく

真呼吸②

5秒で
吐く

NG Point

ひざを痛めてしまうため、必要以上に体をそらさないように注意しましょう。

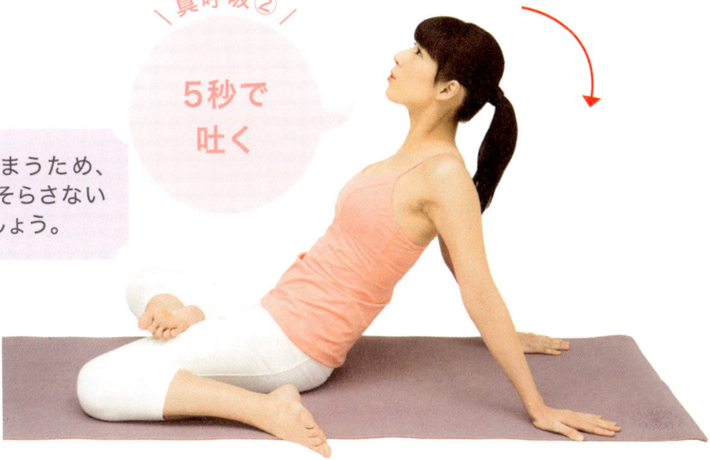

05 左右とも同様に行う

足裏ストレッチ

左右
3〜5回

足の裏をまんべんなく伸ばすため、足の裏側の疲労回復に効果がある。また、ふくらはぎのむくみも解消できる。

むくみ解消

01 片ひざ立ちの姿勢になる

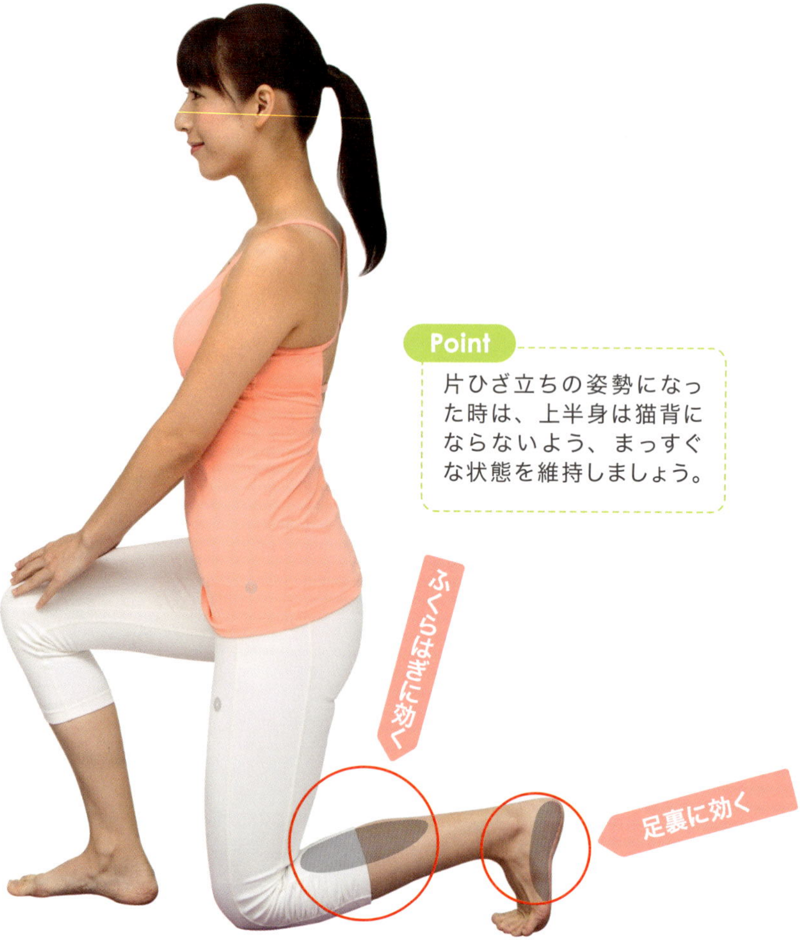

ふくらはぎに効く
足裏に効く

Point

片ひざ立ちの姿勢になった時は、上半身は猫背にならないよう、まっすぐな状態を維持しましょう。

02 息を吸いながら、立てひざ側の反対の足に腰を下ろす

真呼吸①

5秒で吸って
3秒止める

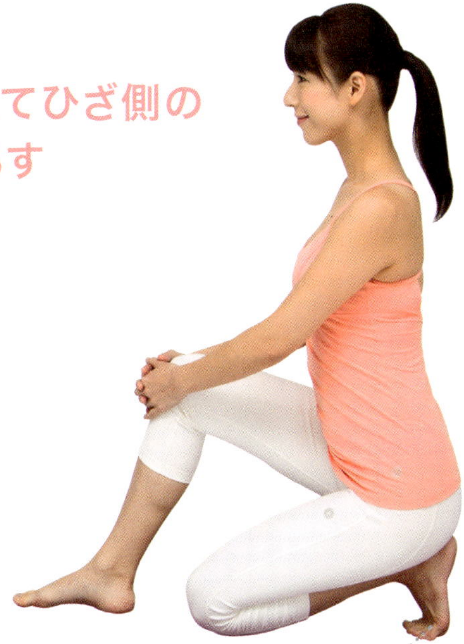

つま先立ちに
なる

NG Point

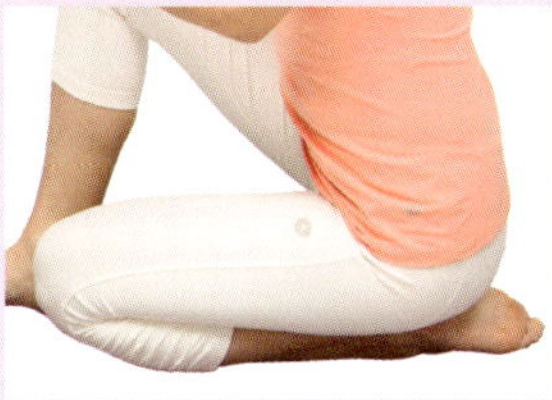

腰を下ろす側の足に座らないよう注意し、つま先立ちの状態を保ちましょう。

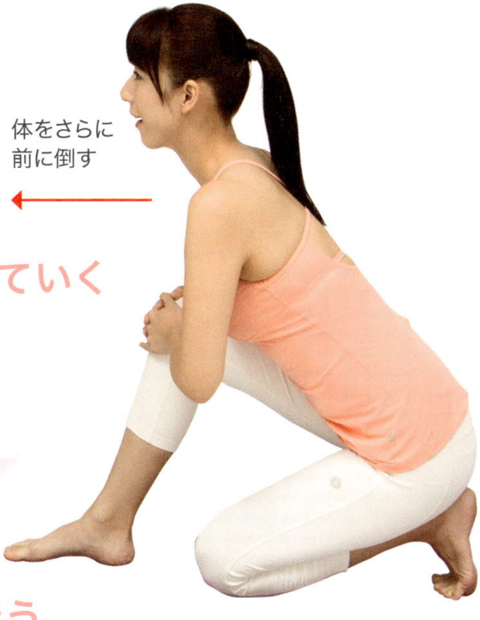

体をさらに
前に倒す

03 息を吐きながら、体をより前に倒していく

真呼吸②

5秒で
吐く

04 左右とも同様に行う

腰まわりのストレッチ

左右
3〜5回

ダイエット　腰痛

体幹を鍛えながら、全身のバランスを強化する。体をねじるため、ウエストを引き締める働きや腰痛予防に効果がある。

01 片ひざ立ちの姿勢になり、ひざを立てている側に体をねじる

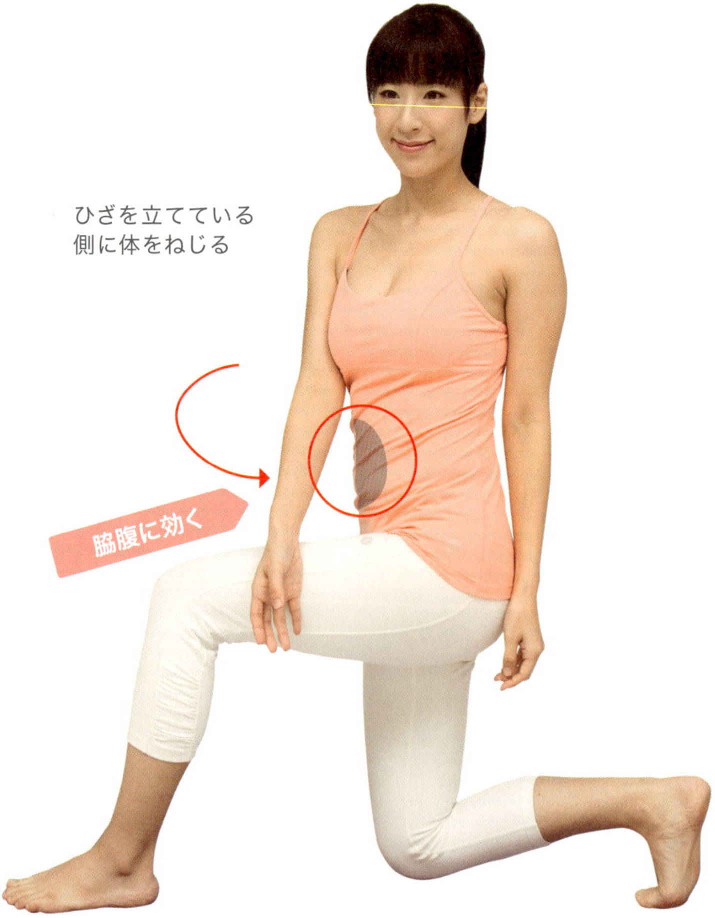

ひざを立てている
側に体をねじる
脇腹に効く

02 息を吸いながら、ねじった側の腕を斜め上に伸ばしていく

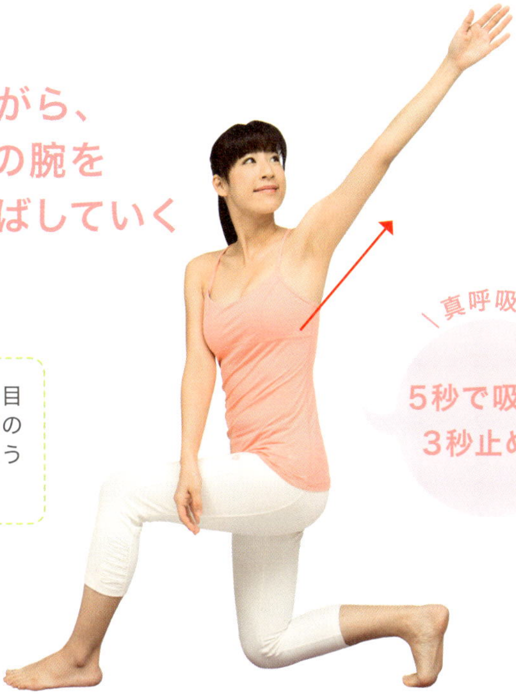

Point

体をねじる時の目線は、上げた側の手の先を見るようにしましょう。

真呼吸①

5秒で吸って
3秒止める

03 息を吐きながら、さらに体をねじっていく

真呼吸②

5秒で
吐く

NG Point

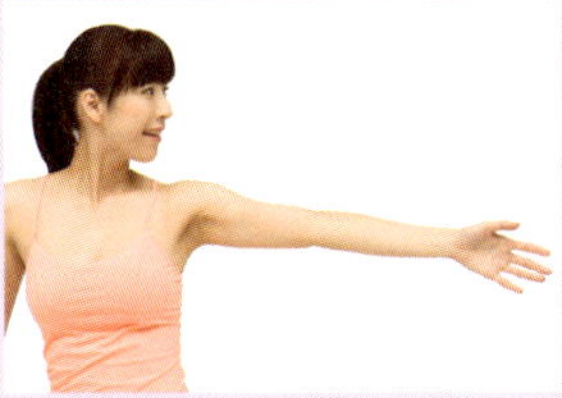

ねじった側の腕が下向きにならないよう気をつけましょう。

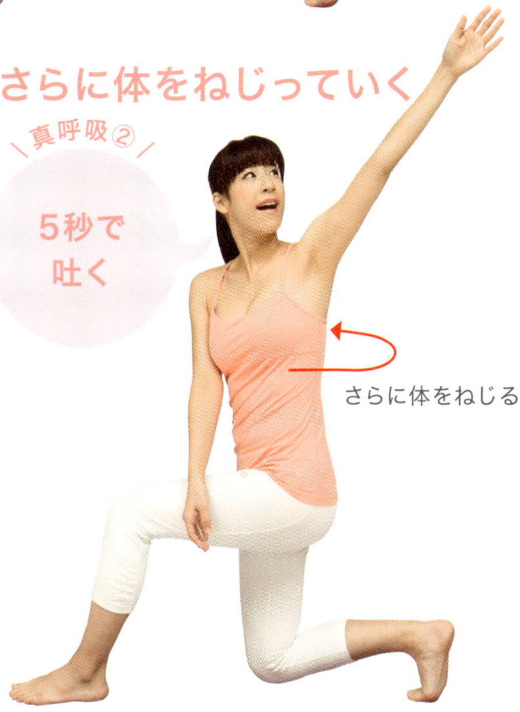

04 左右とも同様に行う

背伸ばし体操ストレッチ

5~10回

体を目覚めさせて、姿勢を正しい位置に戻す。身長アップのほか、背筋と背骨の柔軟性が向上する。ストレス解消、疲労回復にも有効。

ストレス　猫背

01 足を肩幅に開き、体の前で両手を組む

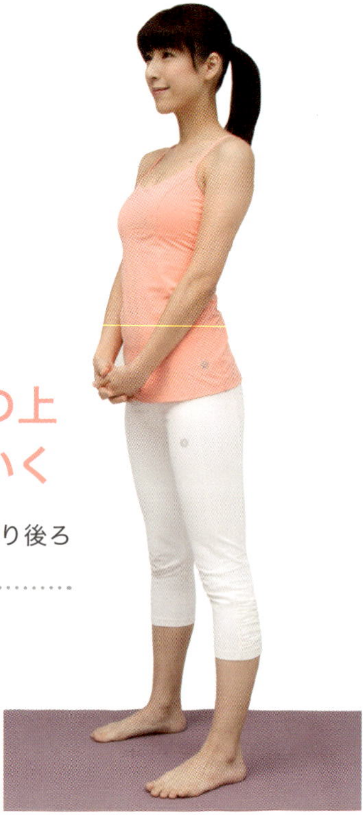

02 両手を頭の上に上げていく

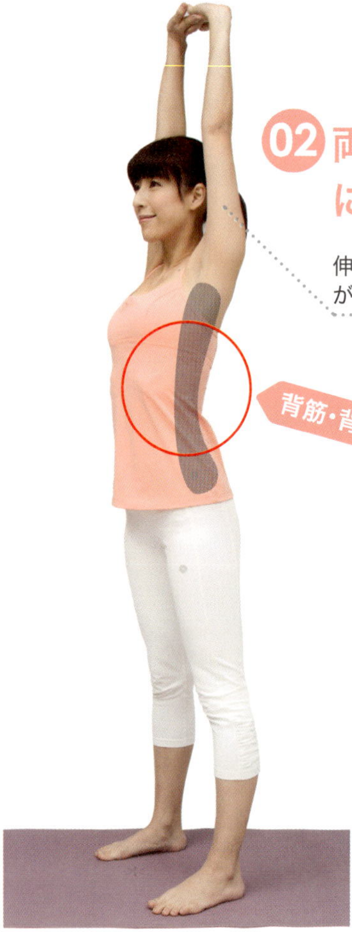

伸ばした腕は耳より後ろが好ましい

背筋・背骨に効く

Side

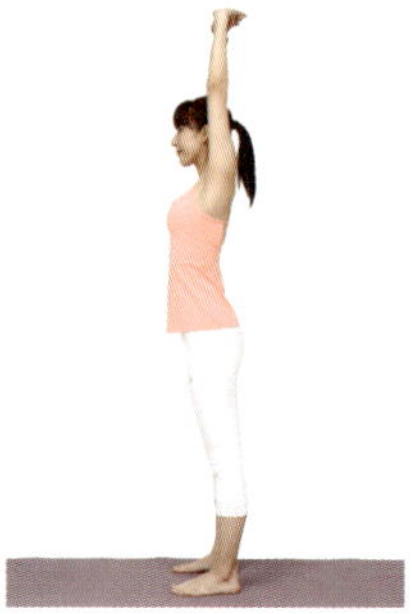

03 息を吸いながら顔を上げていく

真呼吸①

5秒で吸って
3秒止める

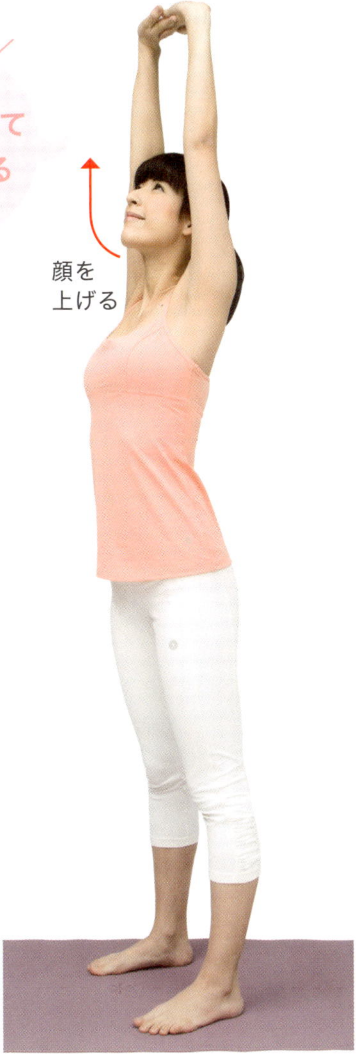

04 息を吐きながらつま先で立ち、吐ききったら元に戻す

真呼吸②

5秒で
吐く

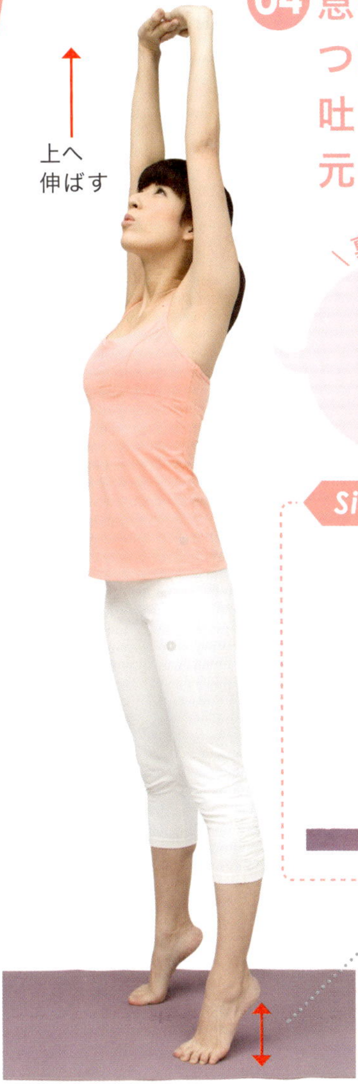

上へ伸びるように意識をしながらつま先立ちをすると良い

Side

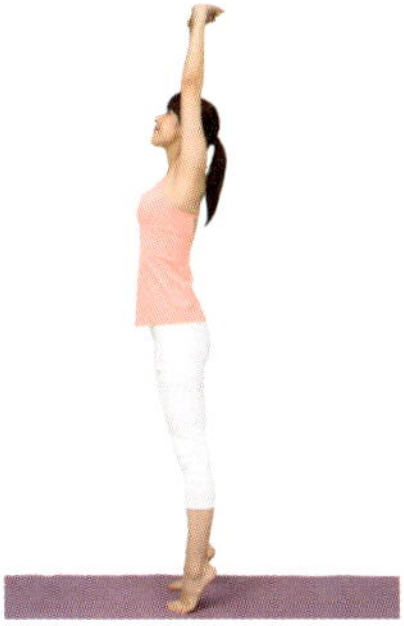

Point

つま先立ちをする時にふらつく場合は、壁によりかかって行ってもOKです。立つのが辛い時は寝ながら行っても良いでしょう。

肋骨《ろっこつ》呼吸ストレッチ

3〜5回

深く息を吸うため、神経を落ち着かせ、全身をリラックスさせる。過呼吸やぜんそくの発作の予防にも効果がある。

過呼吸　ぜんそく

01 体の前で両手を交差させる

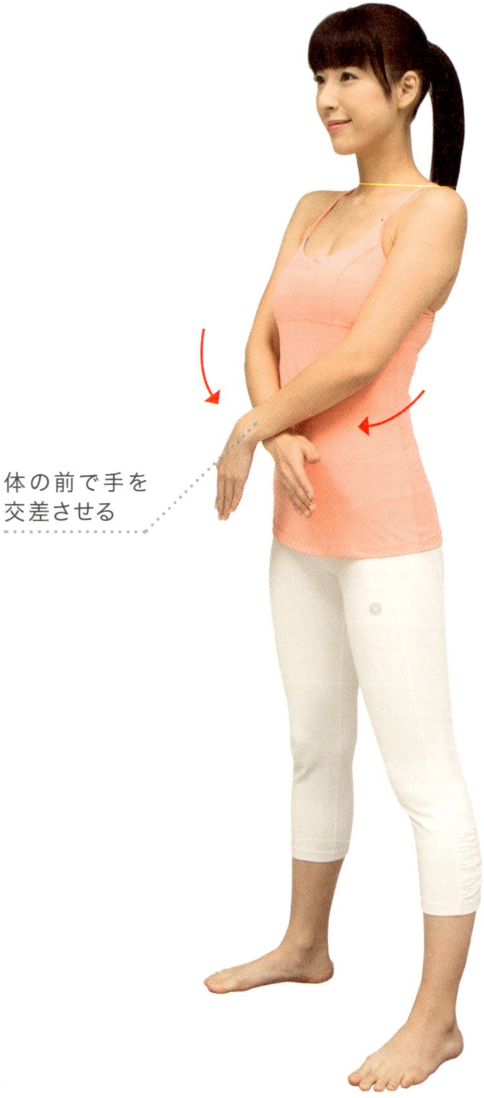
体の前で手を
交差させる

02 息を吸いながら、両腕を後ろにして胸をそらせる

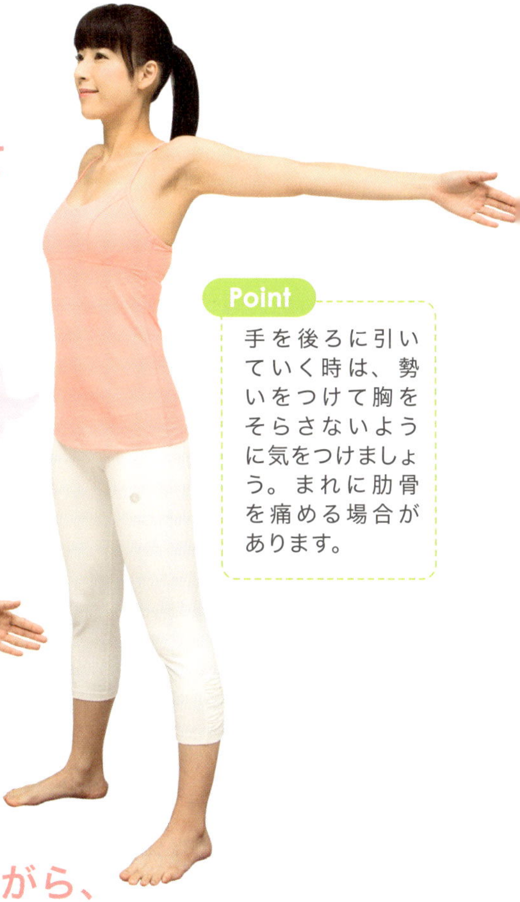

真呼吸①

5秒で吸って
3秒止める

Point

手を後ろに引いていく時は、勢いをつけて胸をそらさないように気をつけましょう。まれに肋骨を痛める場合があります。

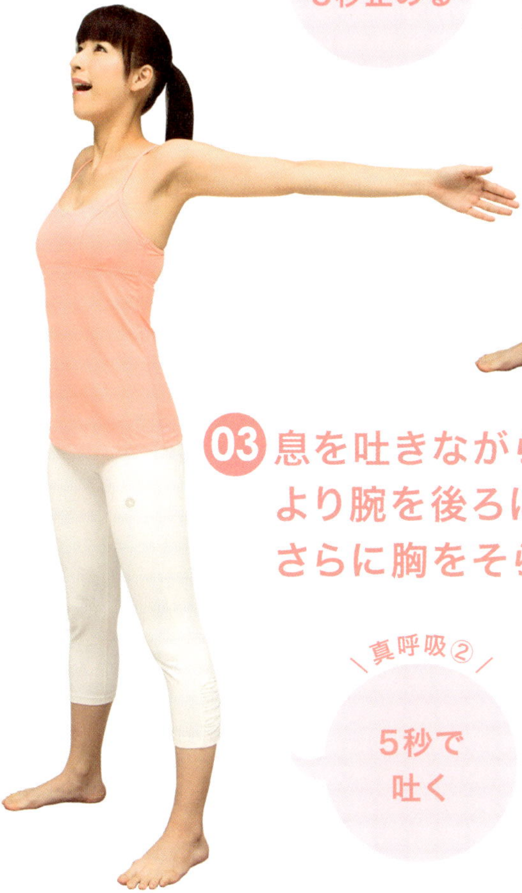

03 息を吐きながら、より腕を後ろに伸ばし、さらに胸をそらす

真呼吸②

5秒で
吐く

・ステップアップ呼吸法・

胸をそらしたまま、息を吐く時は細かく「ハッハッハッ」と10回程度行いましょう。最後の1回は、すべての息を吐き出します。

猫背解消ストレッチ

3〜5回

肩甲骨を動かしながら、全身をほぐし、背骨の柔軟性を高めていく。全身の痛みの軽減や猫背解消に効果がある。

猫背

01 両手のひらを上に向けて、背中の後ろで手を組む

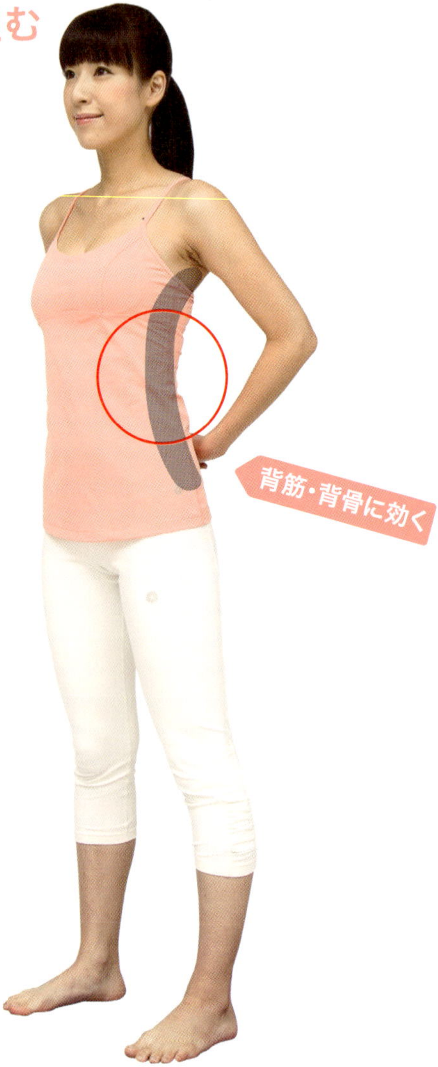

猫背解消ストレッチバリエ

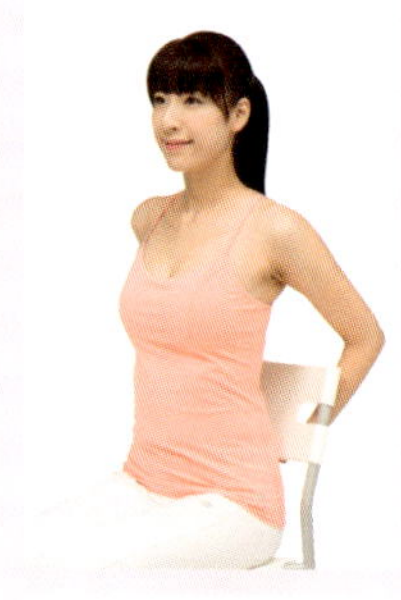

01

手のひらを上に向けて、背中の後ろで手を組む

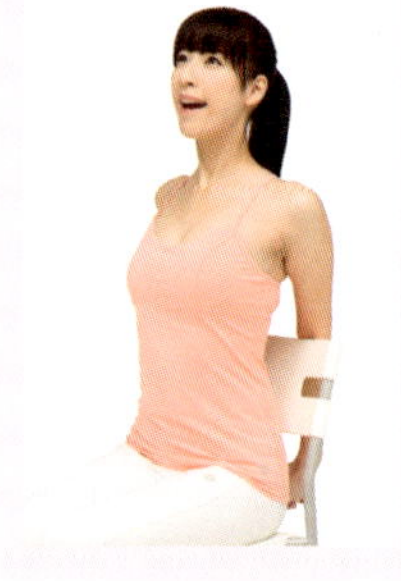

02

両手のひらを下に引っ張り、左右の肩甲骨を寄せていく

＊手を組む時は、背もたれの外側でも内側でもどちらでも OK です。

02 息を吸いながら、両手を下に引っ張り、左右の肩甲骨を寄せていく

真呼吸①
5秒で吸って3秒止める

真呼吸②
5秒で吐く

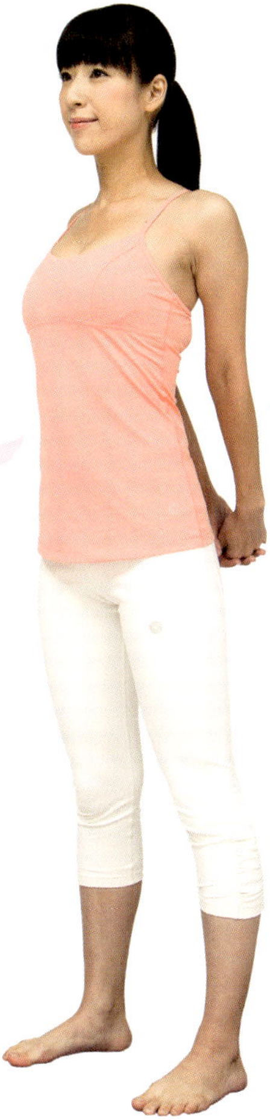

下に引っ張る

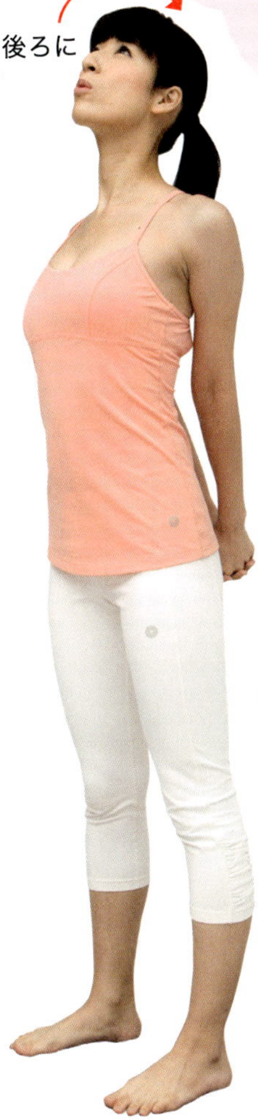

頭を後ろに倒す

Back

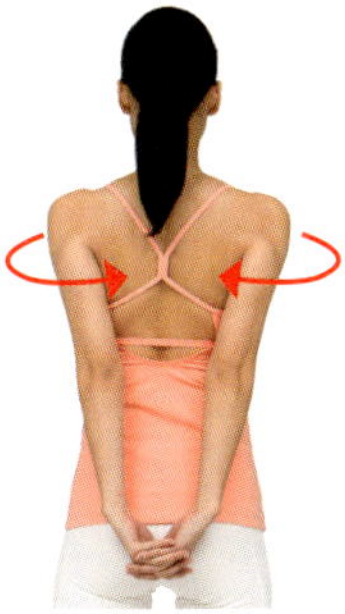

両腕を下に引っ張り、肩甲骨を寄せる

03 息を吐きながら、頭を後ろに倒し、息を吐き終わったら、頭を元に戻す

NG Point

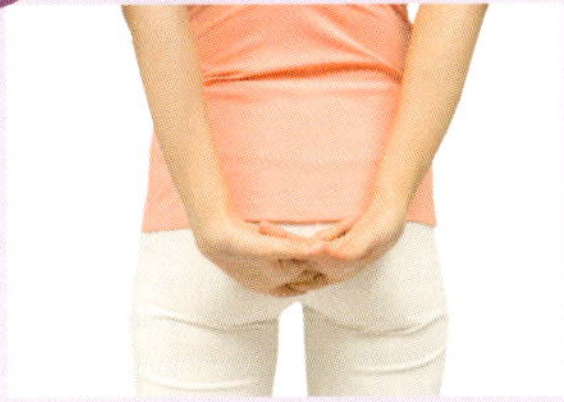

猫背の助長を防ぐため、腕を下に引っ張る時は決して後ろに引かないようにしましょう。また、手のひらを下に向けると肩甲骨が動きにくいため注意しましょう。

四十肩・五十肩ストレッチ

左右
3〜5回

肩の柔軟性を高め、肩の動きをなめらかにするため四十肩・五十肩の予防になる。また、二の腕を引き締める効果もある。

四十肩　五十肩

01 足を肩幅に開く

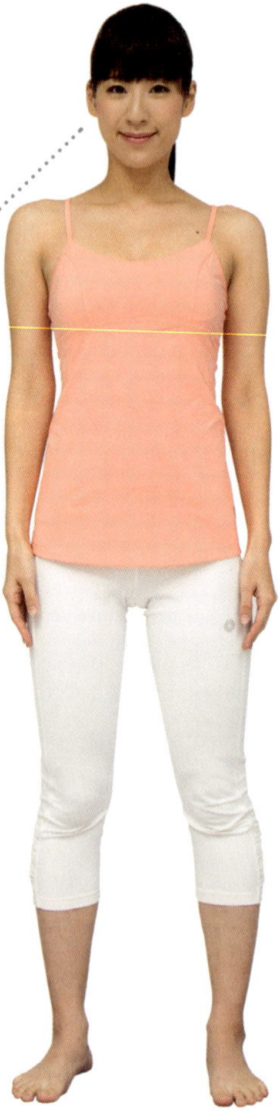
顔は正面を向いたままの姿勢で行う

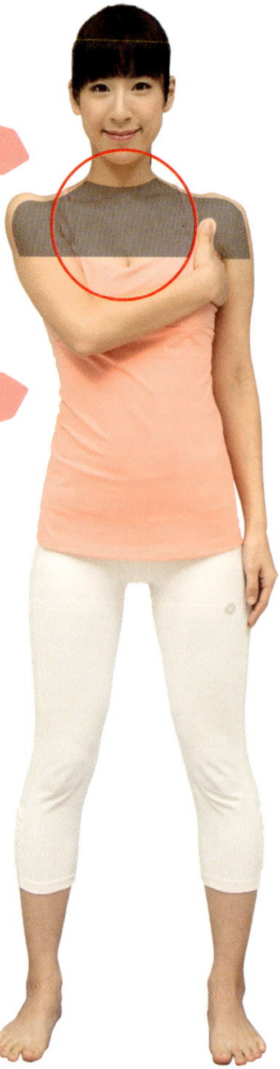
肩周辺に効く
脇の下に効く

02 片方の手を反対側の脇に挟む

03 息を吸いながら、ゆっくり体を回していく

真呼吸①

5秒で吸って
3秒止める

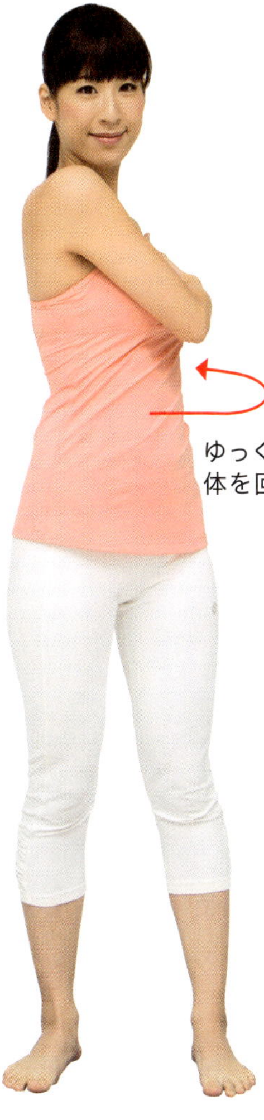
ゆっくり
体を回す

真呼吸②

5秒で
吐く

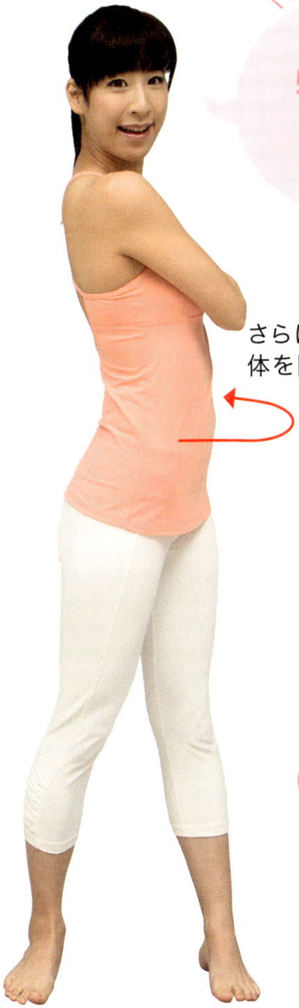
さらに
体を回す

NG Point

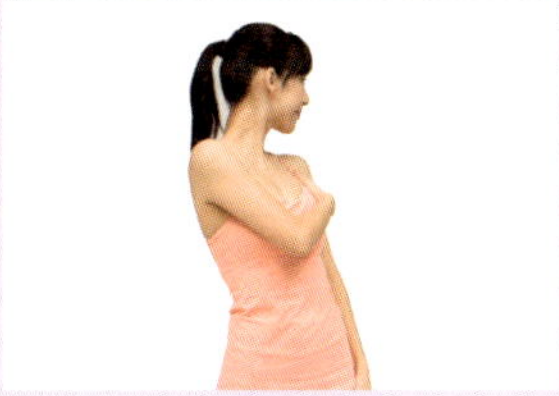

体を回す時は、肩と一緒に首を回すのは避けましょう。

04 息を吐きながら、さらに体を回していく

05 左右とも同様に行う

仙骨《せんこつ》温熱ストレッチ

上下 20～30回
左右 20～30回

腰痛

骨盤まわりを温めて、足全体の血行を促進させていく。クセづいてこわばった股関節を柔らかくするため、骨盤の調整や、腰痛予防に効果がある。

01 足を肩幅に開き、両手を仙骨（臀部の中心）にあてる

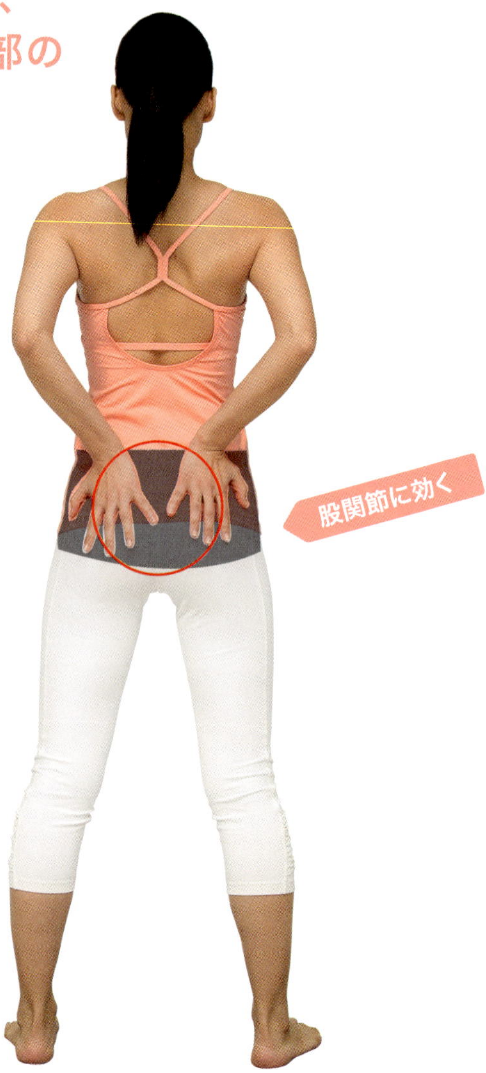

Point

仙骨をさする時は、無理な力を加えないよう、優しくさすると良いでしょう。

02 呼吸をゆっくりと繰り返しながら、上下に20 ～ 30回さする

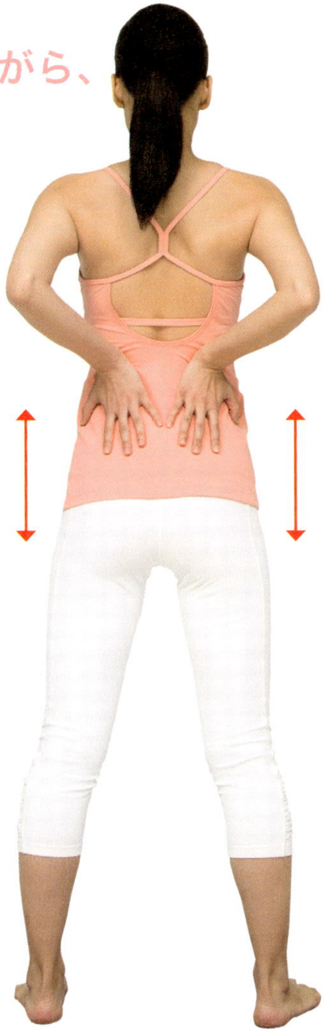
上下にさする

真呼吸①

5秒で吸って
3秒止める

真呼吸②

5秒で
吐く

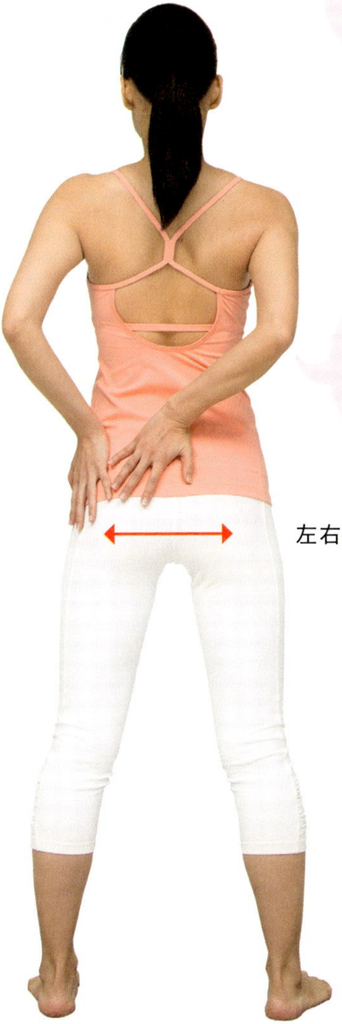
左右にさする

03 次に、左右に20 ～ 30回さする

小顔のためのストレッチ

3～5回

鼻の通りが良くなるため、鼻炎や花粉症、鼻詰まりの症状の緩和に最適。顔がリフトアップし、小顔効果も期待できる。

花粉症 鼻炎 リフトアップ 鼻詰まり

01 頬骨に手の付け根を押しあてる

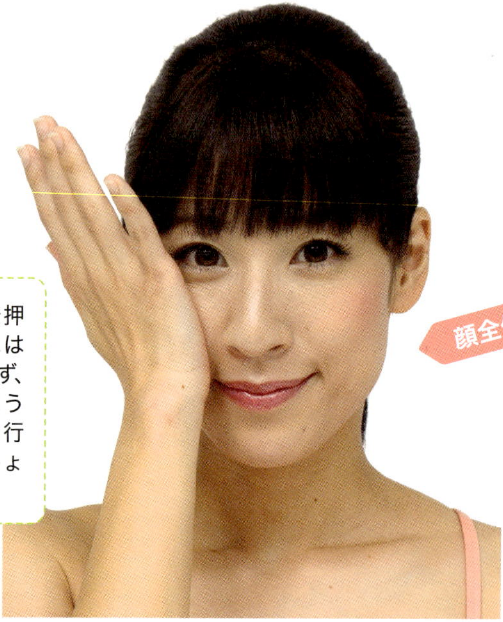

顔全体に効く

Point

手の付け根を押しあてる時には力を入れすぎず、軽く支えるようなイメージで行うと良いでしょう。

小顔のためのストレッチバリエ

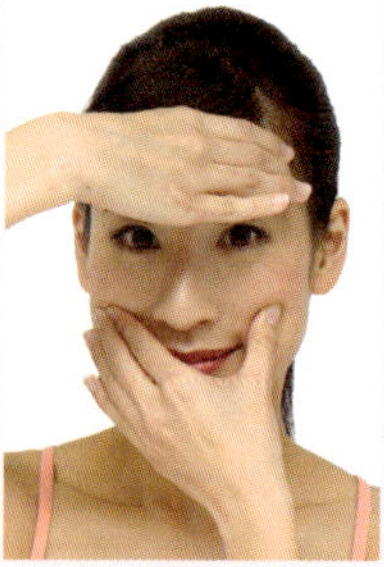

01

片方の手で左右眉毛の外端を持ち、反対の手で頬骨の下を持つ

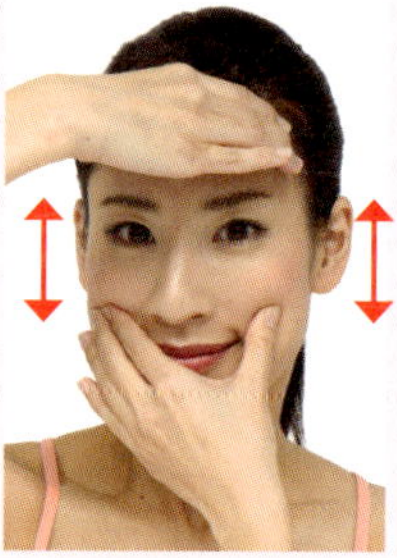

02

息を吸いながら、指を中心から離し、息を吐きながら、指を中心に近づけていく

＊息を吸う時は、眉毛と頬骨を広げて、息を吐く時は、眉毛と頬骨を鼻の中心に近づけていきます。

02 息を吸いながら、その手を上に持ち上げていく

真呼吸①

5秒で吸って
3秒止める

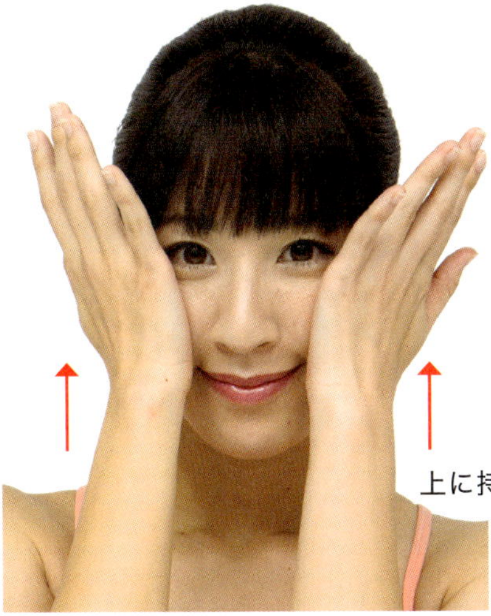

NG Point

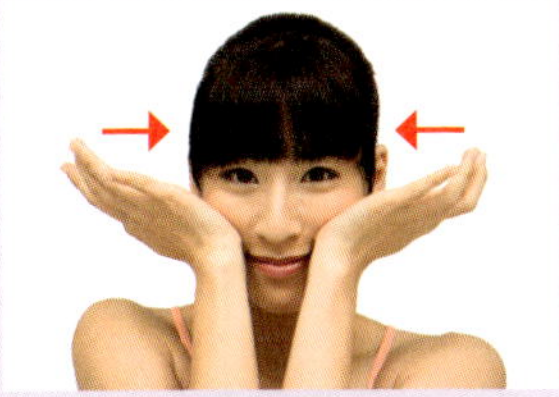

手を持ち上げる時は、極端に力を入れないように注意しましょう。

03 頬を持ち上げたまま、ゆっくりと息を吐く

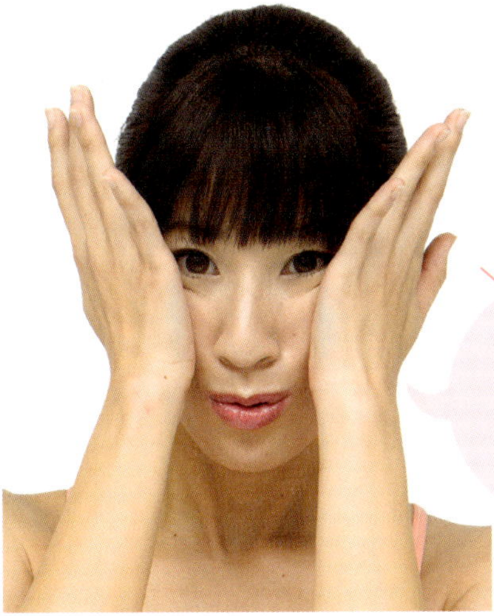

真呼吸②

5秒で
吐く

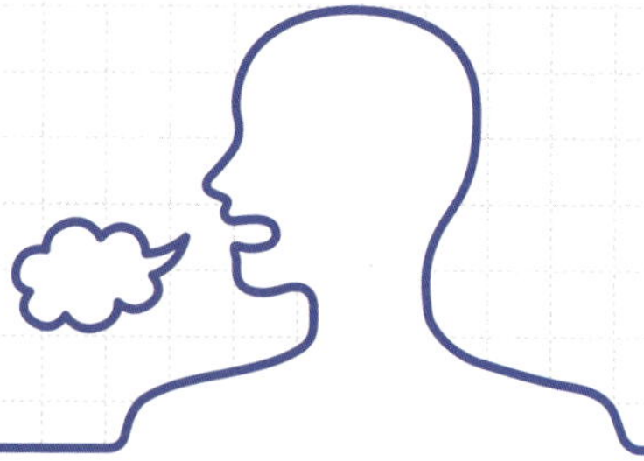

◆ Column ◆

呼吸とカラダの関係③

喫煙者は酸素を求めている

イライラしたり、疲れたりした時にちょっと一服したくなるタバコ。

体に良くないとわかっていても、気分転換やリラックスにタバコが手放せない人も多いのではないでしょうか。タバコを吸いたいという欲求は、もしかするとタバコの成分ではなく、脳が酸欠状態のため喫煙によって酸素を求めているからかもしれません。

なぜなら、喫煙時の呼吸は、大きく深く息を吸い込む深呼吸です。タバコを欲する時の疲れは、脳が“酸欠”という指令を出して、酸素を補充したがっている状態と言えるでしょう。さらに、喫煙によって落ち着きが得られるのは、タバコの成分よりも、喫煙時の深呼吸によるものが大きい……とも考えられます。

また、喫煙者は少しの運動で息が上がってしまいますが、それはタバコの成分によって呼吸器の機能が衰えているためだそうです。

頻繁に喫煙をするのは、日常の呼吸が浅く、十分に酸素を取り込めないため正常な呼吸を妨げ、さらに喫煙を促す原因にもなっているようです。

禁煙しているのに、ついタバコに手が伸びてしまう時は、タバコに火をつける前に、ゆっくり深呼吸をするだけで満足できるかもしれません。

Chapter 4

昼効くストレッチ

昼は目的に応じて、呼吸法を取り入れ、各ポーズの前に行うとより効果が高まります。

階段スクワットストレッチ

階段昇降時

階段の昇降時に、階段の段差を使って行うストレッチ。足腰を強化して、体幹を鍛える。腰痛予防のほか、運動効果を高める働きも期待できる。ふくらはぎや太ももの引き締めにも効果的。

腰痛　ダイエット

01 階段を昇る時に 一段上に片足をのせる

Point

体がふらついてしまう人は、手すりなどにつかまりながら行うと良いでしょう。

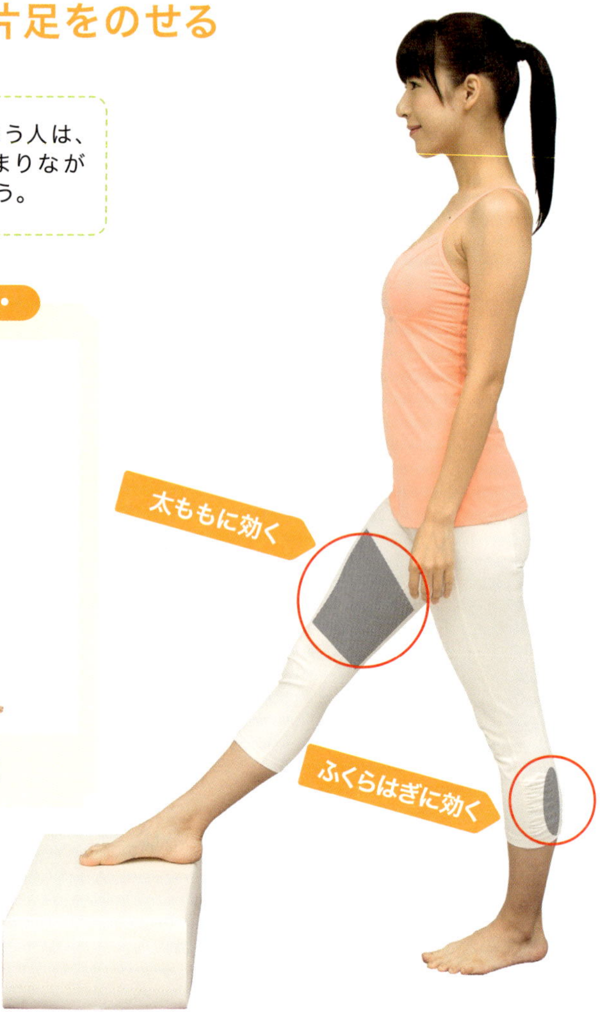

• 降りる時 •

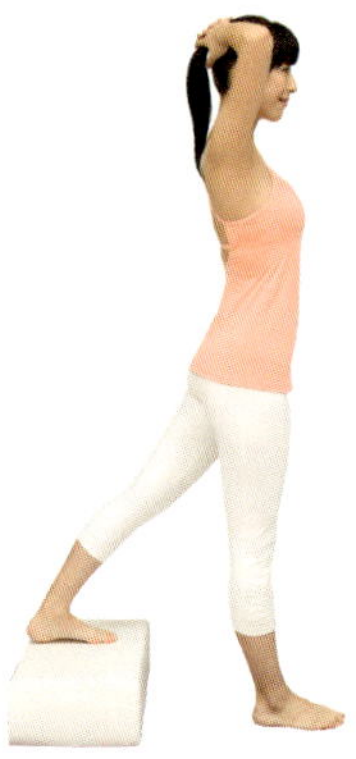

一段下に片足をおく

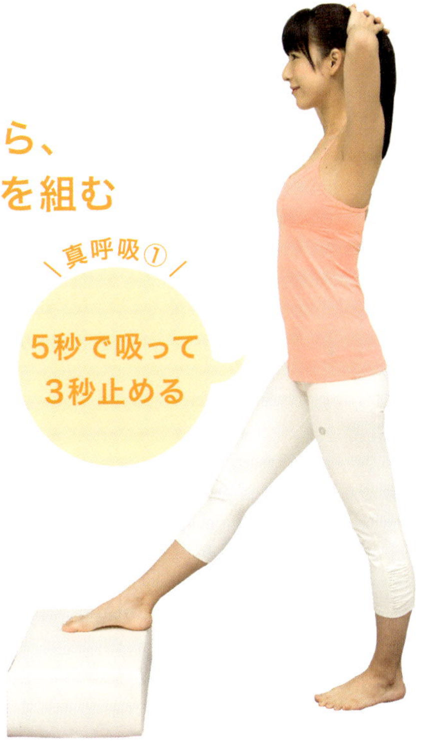

02 息を吸いながら、頭の後ろで手を組む

真呼吸①

5秒で吸って
3秒止める

03 息を吐きながら、腰を徐々に落としていく

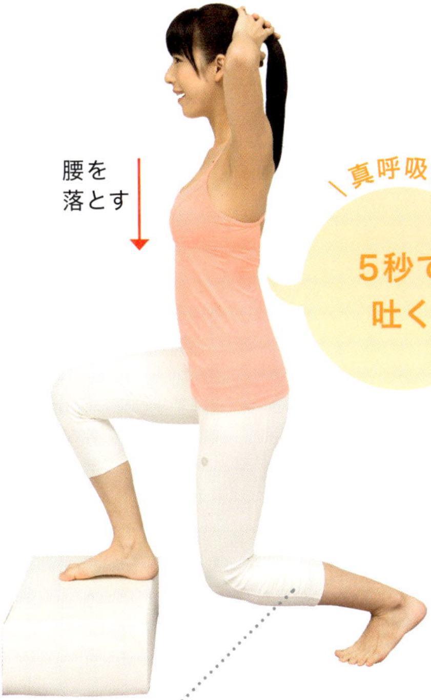

真呼吸②

5秒で
吐く

太ももやふくらはぎを意識しながら、腰をゆっくり落としていくと、さらにスリムアップに効果的

・降りる時・

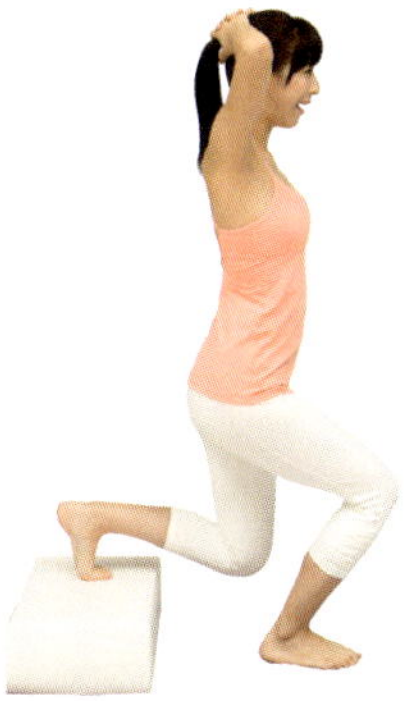

降りる体勢のまま徐々に腰を落としていく

04 左右とも同様に行う

手首のストレッチ

左右
3～5回

手首を伸ばして、血行を促進し、代謝を上げていく。仕事や家事の合間の疲労回復、腱鞘炎《けんしょうえん》の予防、ひじの痛みに効果的。

ひじの痛み

腱鞘炎

01 片方の腕を前へ出し、手のひらを上に向ける

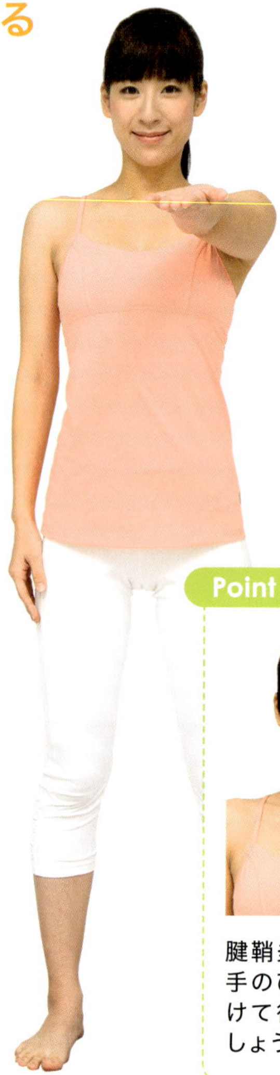

手首のストレッチバリエ

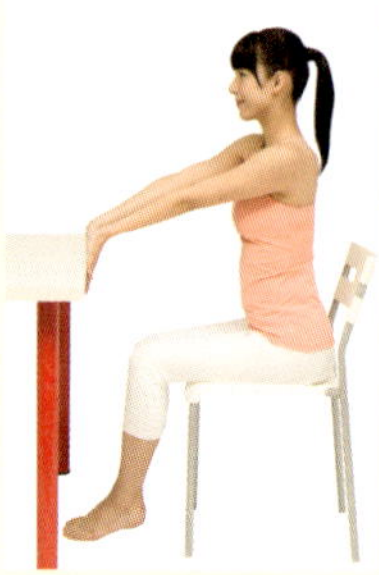

01

机の端を使い、両手の指先を下に向けて伸ばす

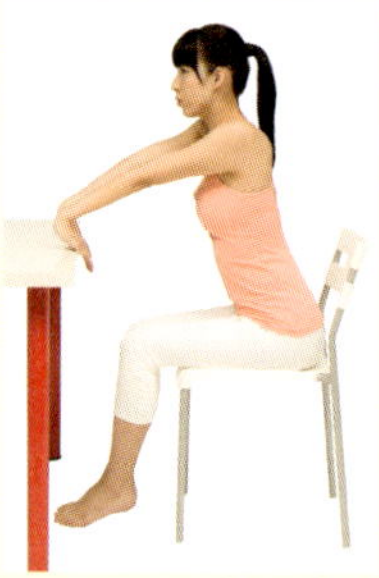

02

息を吸いながら手を前に伸ばし、吐きながらさらに伸ばす

＊3～5回を目安に行いましょう。

Point

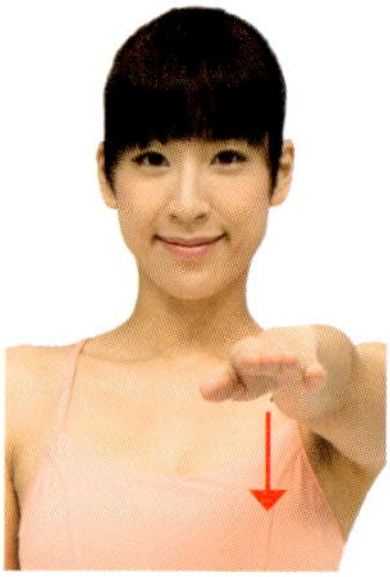

腱鞘炎のある方は手のひらを下に向けて行うと良いでしょう。

02 反対の手で指を持ち、息を吸いながら、腕とひじを前に伸ばす

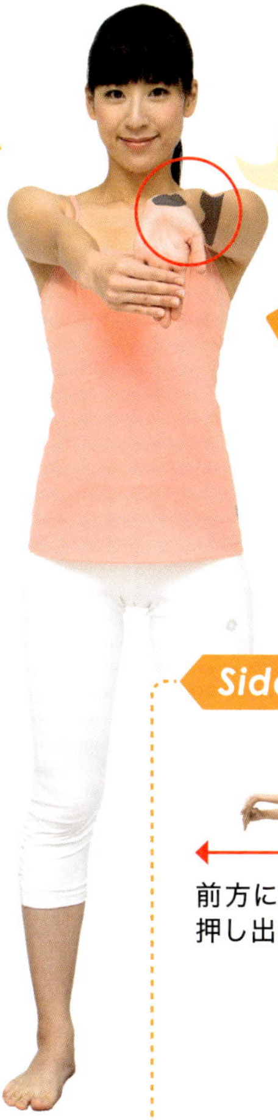

真呼吸①

5秒で吸って
3秒止める

手首・ひじに効く

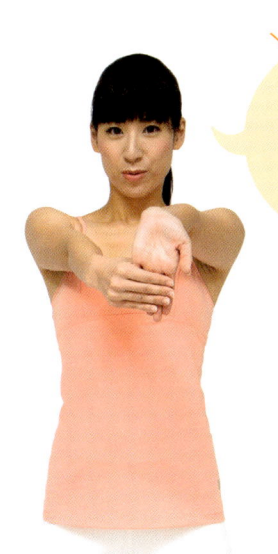

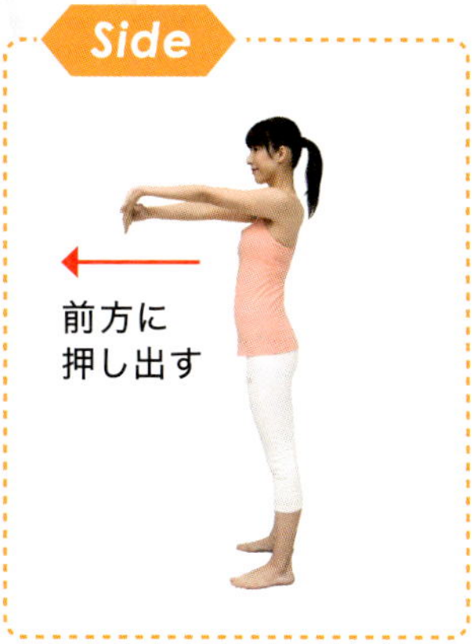

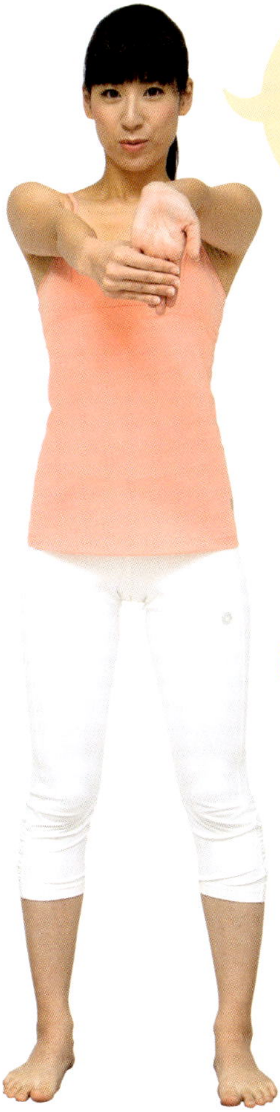

真呼吸②

5秒で
吐く

03 息を吐きながら、腕とひじをさらに伸ばす

04 左右とも同様に行う

腰痛予防のストレッチ

3〜5回

椎間板ヘルニア　腰痛

背筋をまっすぐに伸ばし鍛えることで、骨格を調整し、バランスの良い姿勢へと導く。腰痛予防のほか、椎間板ヘルニアの予防にも効果がある。

01 両手を腰にあてて、ゆっくりと息を吸う

真呼吸①

5秒で吸って
3秒止める

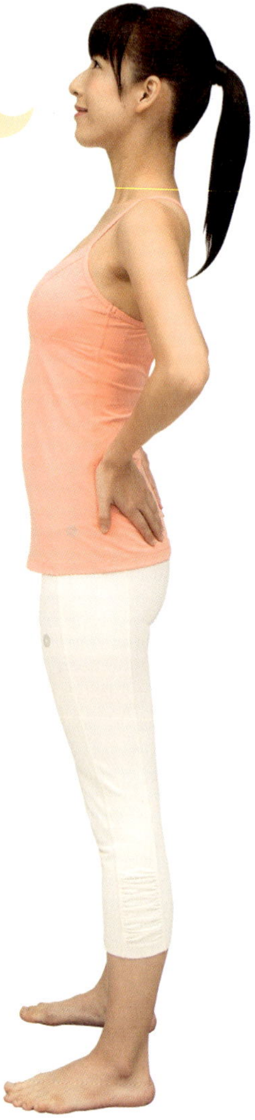

腰痛予防のストレッチバリエ

坐骨神経痛のある方や足にしびれのある方におすすめのバリエーションストレッチです。

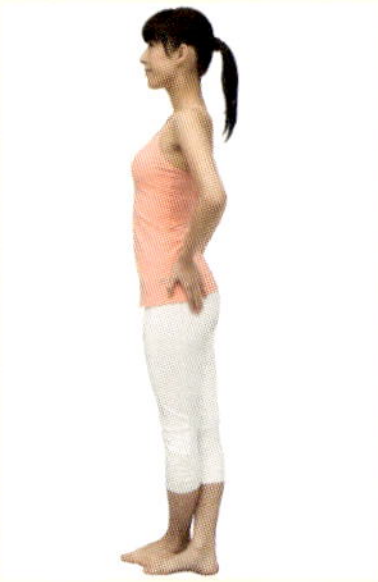

01

両手を腰にあて、しびれる側の足を軸足にクロスさせて、ゆっくりと息を吸う

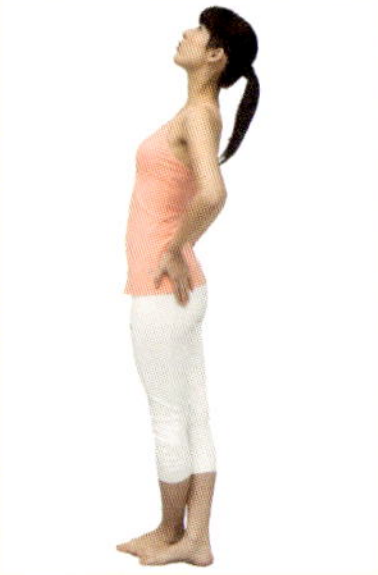

02

息を吐きながら、腰を前に押し出していく

02 息を吐きながら、腰を前に押し出していく

真呼吸②

5秒で
吐く

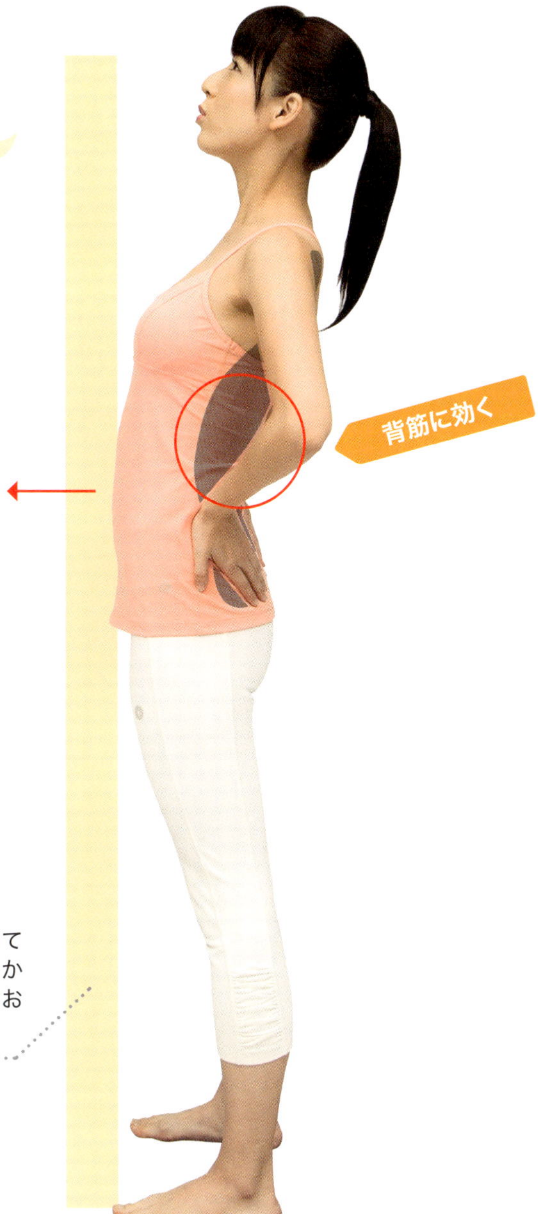

壁におなかを押しあてながら行うとふらつかず安定するので、なお良い

肩こり予防のストレッチ

3〜5回

肩まわりの代謝を上げて、血行を促し、こわばった筋肉を解きほぐす。肋骨の動きをなめらかにするため、辛い肩こりや四十肩・五十肩の予防にも有効。

肩こり　四十肩　五十肩

01 両手のひらを左右の鎖骨におく

Point

腕を回す時は、首が前に出ないように気をつけましょう。

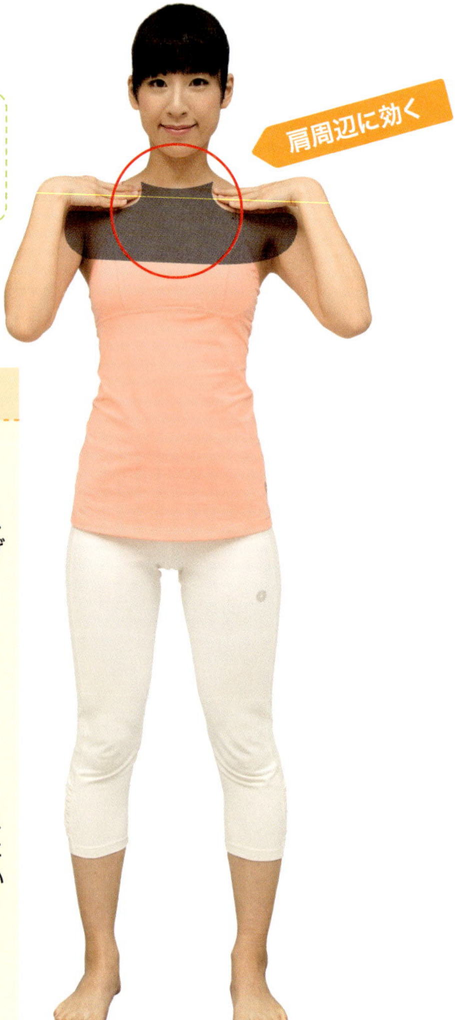

肩こり予防のストレッチバリエ

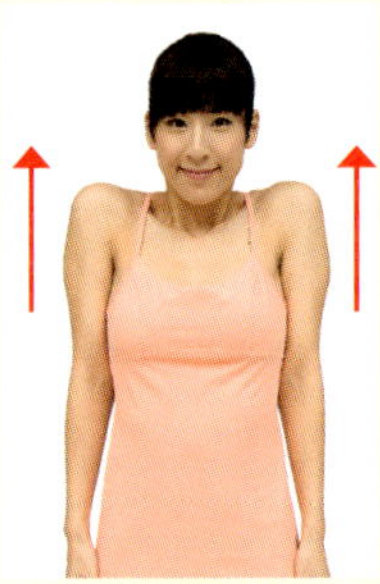

01

息を吸いながら、両肩を上に上げていく

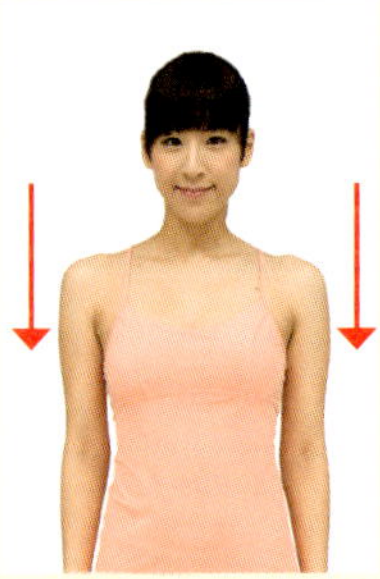

02

息を吐きながら、ストンと肩を落とすイメージで勢いよく肩を落とす

02 息を吸いながら、腕を前から後ろに回す

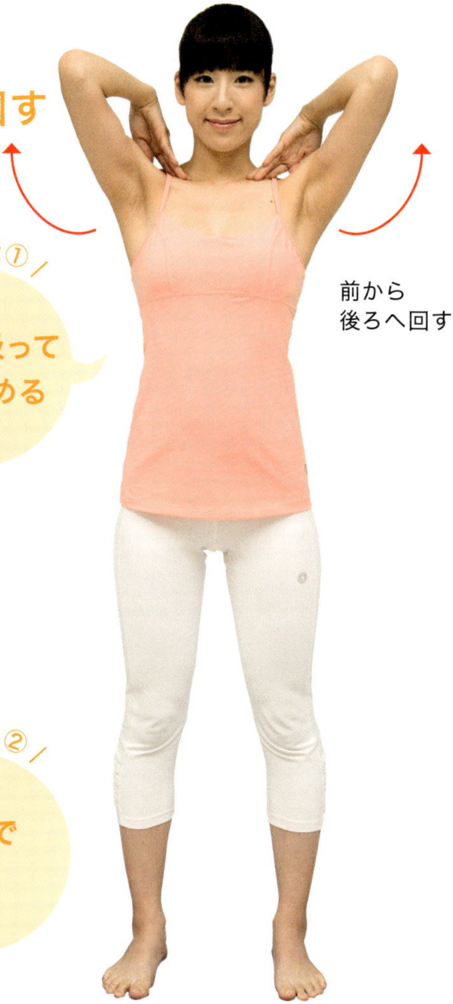
前から
後ろへ回す

真呼吸①

5秒で吸って
3秒止める

真呼吸②

5秒で
吐く

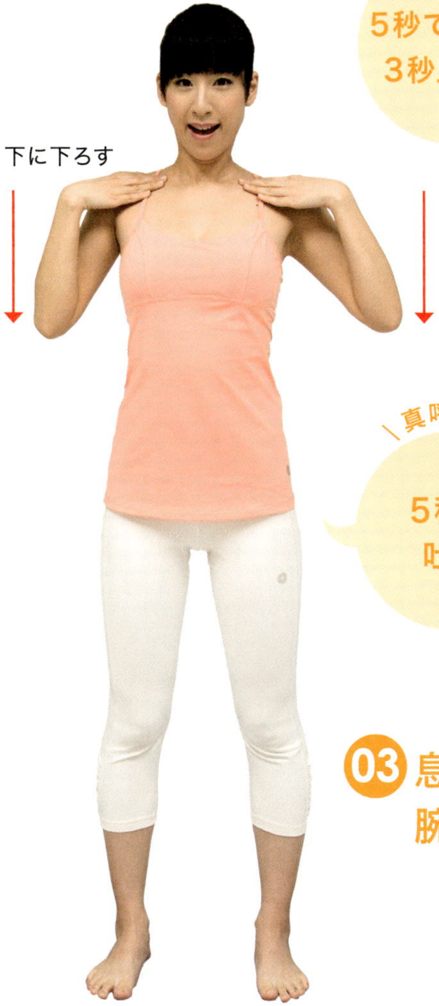
下に下ろす

03 息を吐きながら、腕を下に下ろしていく

背中に効くストレッチ

左右
3〜5回

ダイエット　肩こり

肩甲骨をまんべんなく動かし、柔軟性を高め、代謝を上げる。背中の余分な脂肪を燃焼させて、シェイプアップを目指す。肩こりの予防にも効果的。

01 片方の腕を頭の上に上げていく

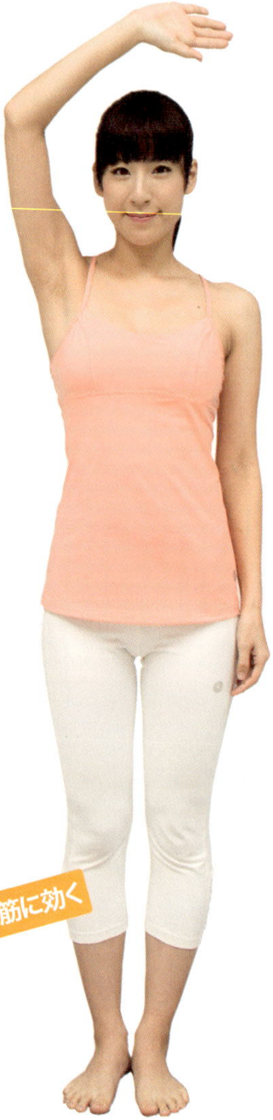

Point

できるだけ背筋を伸ばして、正しい姿勢で行いましょう。また、腕が上がらない人は無理をしないようにできる範囲で行いましょう。

Back

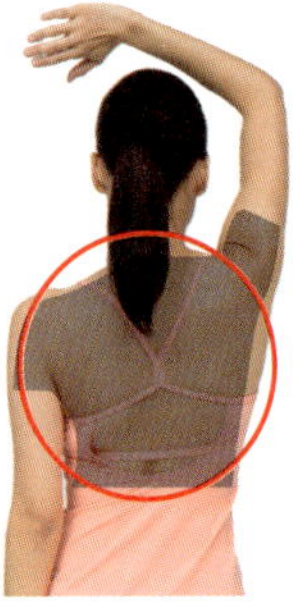

02 息を吸いながら、もう片方の腕を背中に回して外側に伸ばしていく

Back

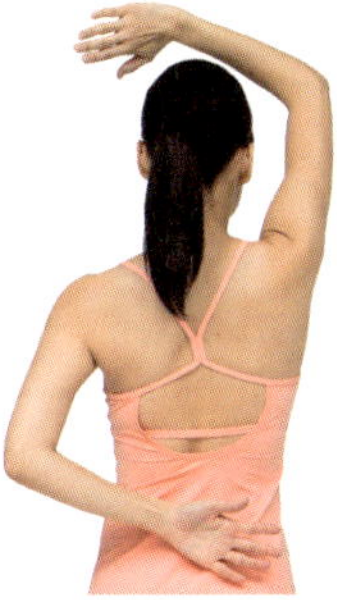

真呼吸①

5秒で吸って
3秒止める

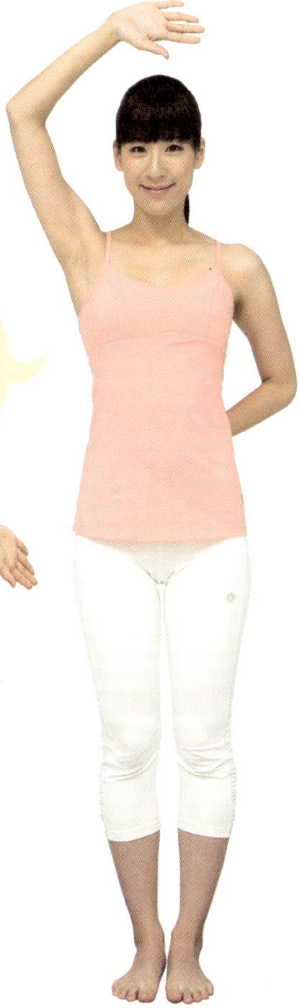

外側に伸ばす

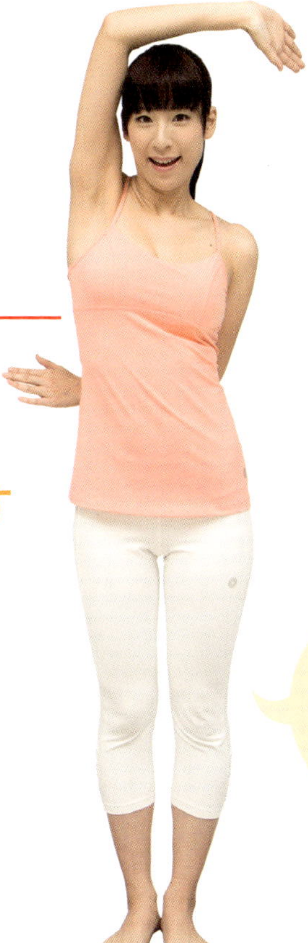

03 息を吐きながら、それぞれの腕をさらに外側に伸ばす

Back

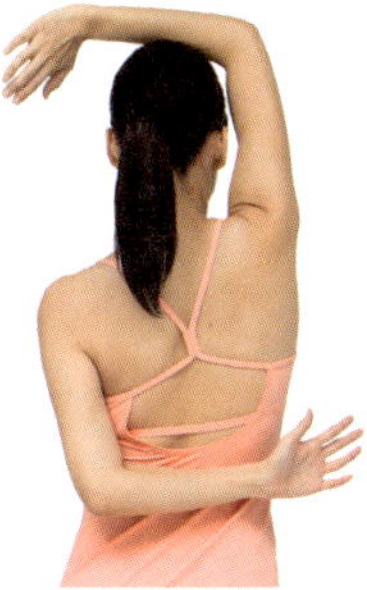

真呼吸②

5秒で
吐く

04 左右とも同様に行う

臀《でん》部《ぶ》のストレッチ

左右
3～5回

股関節の柔軟性を高め、臀部付近の緊張をほぐしていく。骨盤まわりのバランスを整えるため、更年期の辛い症状や坐骨神経痛、足のしびれを和らげる。

坐骨神経痛　更年期障害

01 椅子に深く腰をかける

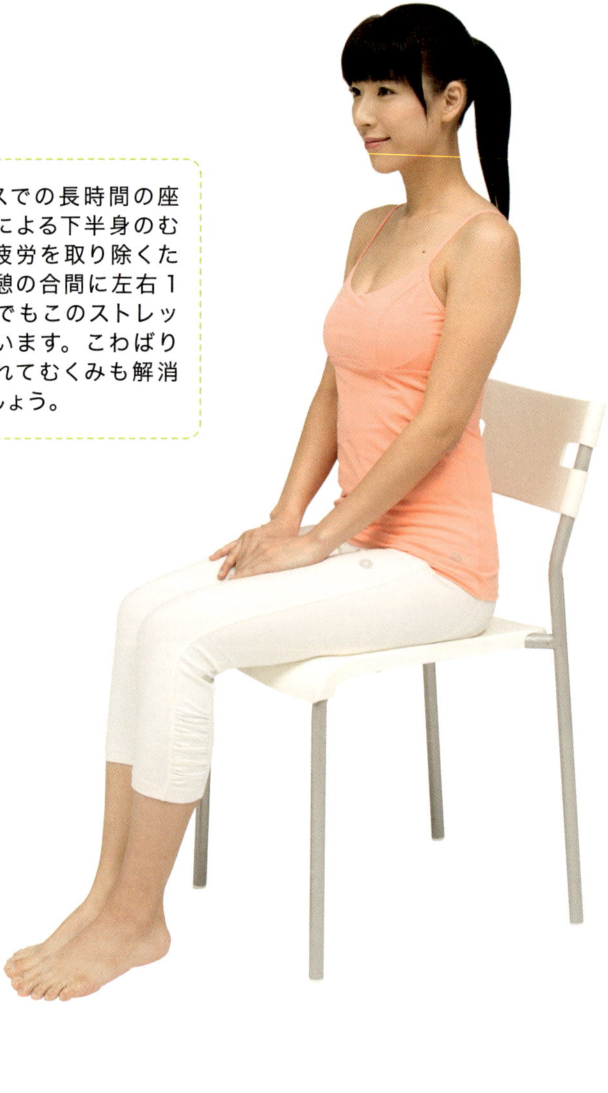

Point

オフィスでの長時間の座り仕事による下半身のむくみや疲労を取り除くため、休憩の合間に左右1回ずつでもこのストレッチを行います。こわばりがほぐれてむくみも解消するでしょう。

02 息を吸いながら、片方の足を反対のひざの上にのせる

真呼吸①

5秒で吸って
3秒止める

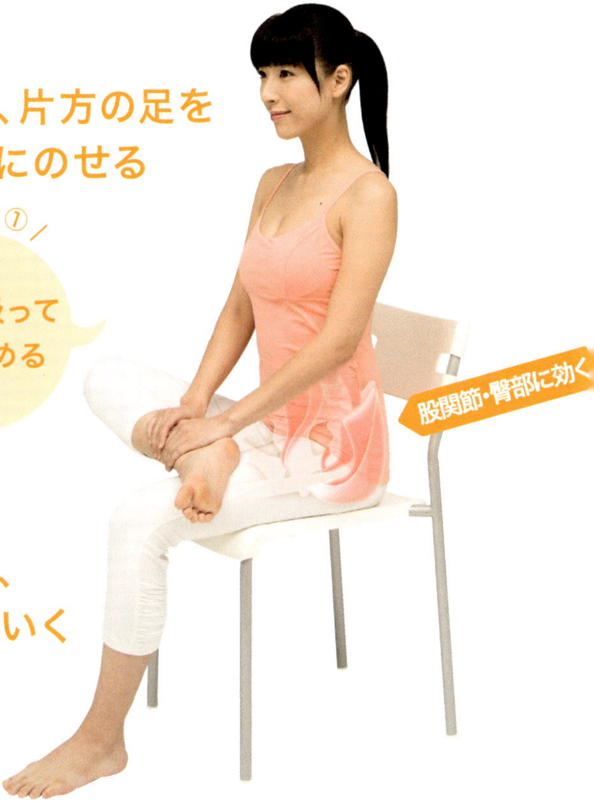
股関節・臀部に効く

03 息を吐きながら、体を前に曲げていく

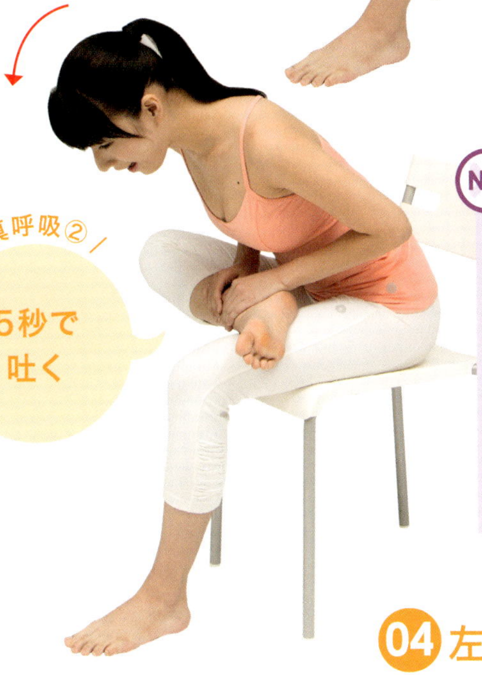
体を前方に
倒す

真呼吸②

5秒で
吐く

NG Point

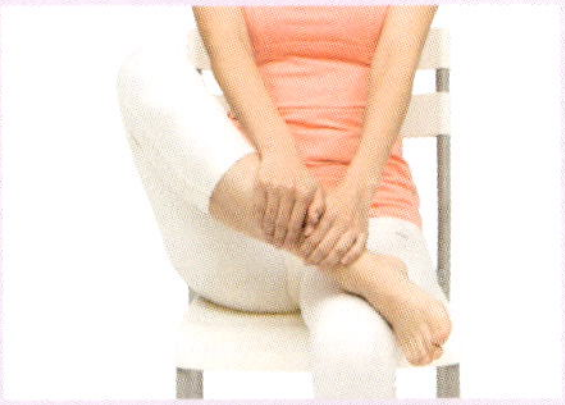

ひざの上にのせた足は斜めに傾けず、水平になるよう気をつけて行いましょう。

04 左右とも同様に行う

姿勢調整のためのストレッチ

3~5回

昼間にクセづいてこわばった姿勢を解きほぐし、調整する。猫背の解消や肩甲骨の柔軟性アップなどにも有効。

猫背

01 椅子に深く座り、両手を交差させ肩にのせる

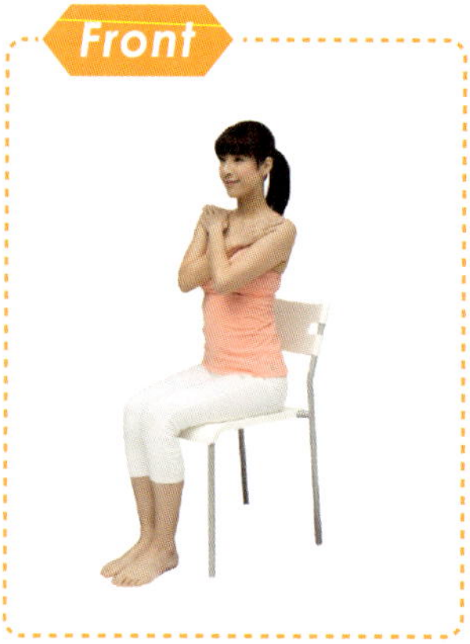

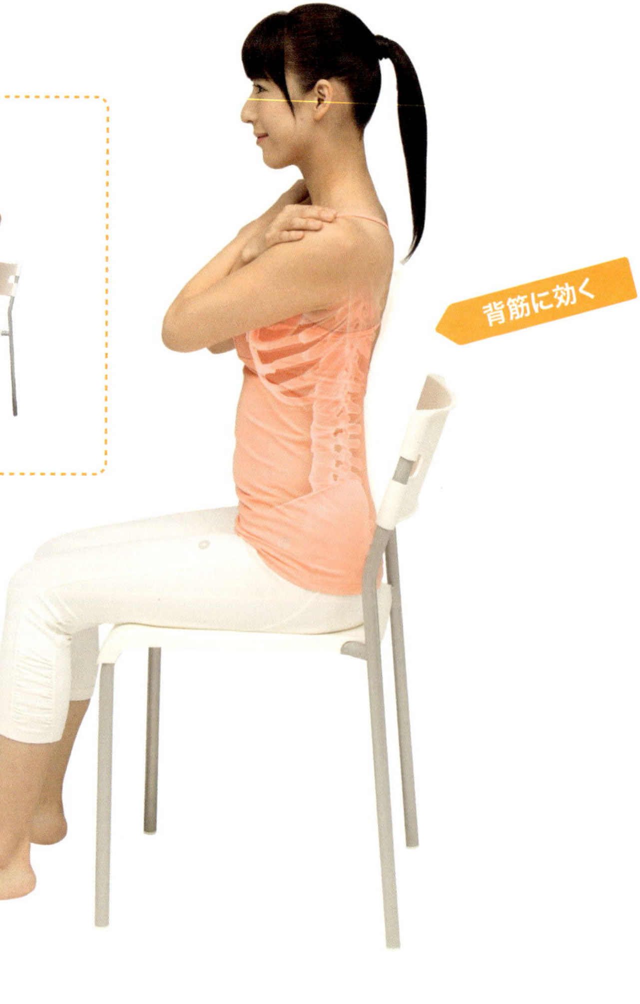

02 息を吸いながら、腕を上に持ち上げていく

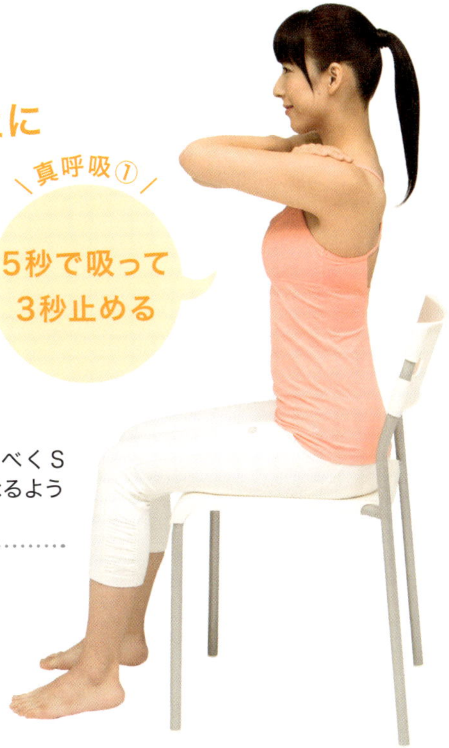

真呼吸①

5秒で吸って
3秒止める

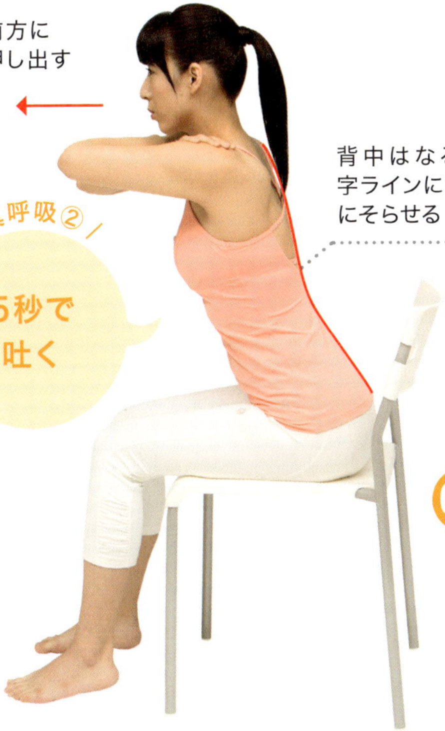
前方に
押し出す
背中はなるべくS
字ラインになるよう
にそらせる

真呼吸②

5秒で
吐く

03 息を吐きながら、上体を保ち、体を前に押し出していく

Point

体はできるだけ前に伸ばし、腕を上げていくと効果がアップします。

姿勢調整のためのストレッチバリエ

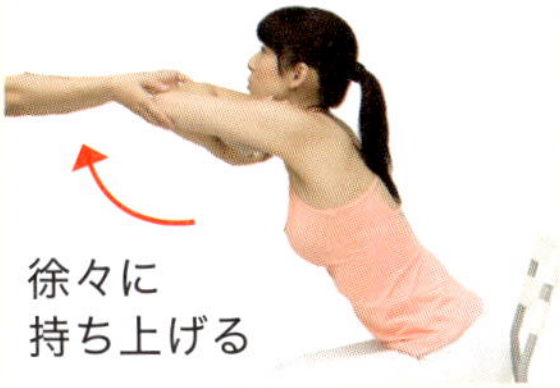
徐々に
持ち上げる

パートナーに両腕を持ってもらい、息を吐くタイミングで両腕を徐々に持ち上げてもらいましょう。交代で行っても楽しめます。

おなかストレッチ

3〜5回

呼吸法を取り入れて代謝をアップさせながら、ウエストを引き締める。ダイエットのサポートや便秘解消に効果が期待できる。

ダイエット　便秘

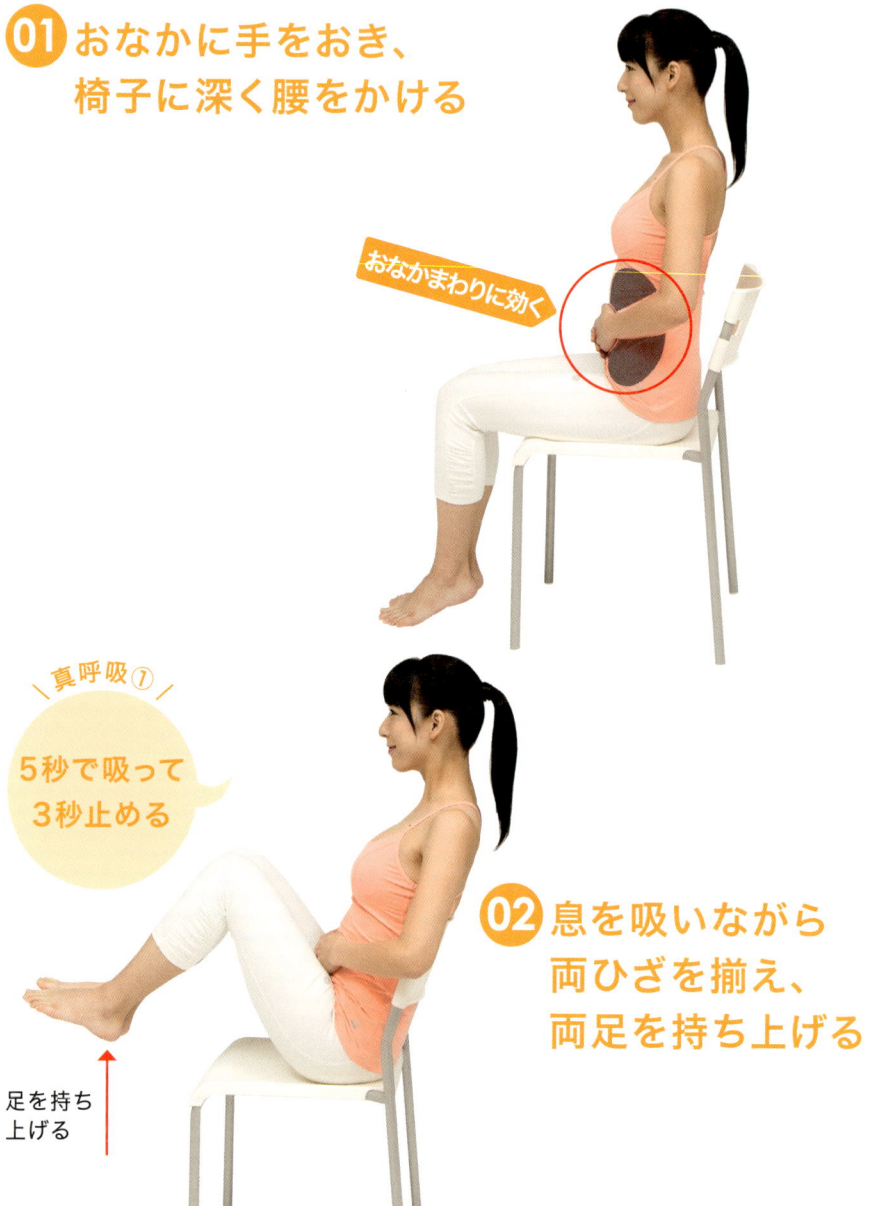

01 おなかに手をおき、椅子に深く腰をかける

真呼吸①

5秒で吸って
3秒止める

02 息を吸いながら両ひざを揃え、両足を持ち上げる

03 息を吐きながら足を伸ばし、その姿勢を10秒間維持する

足を伸ばす時は無理をせず、自分のできる範囲で行う

さらに伸ばす

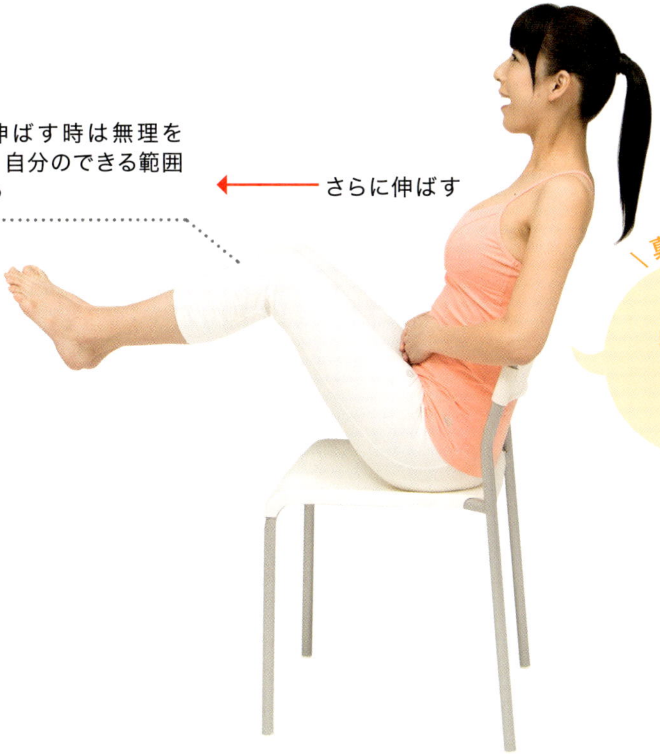

真呼吸②

5秒で吐く

Point

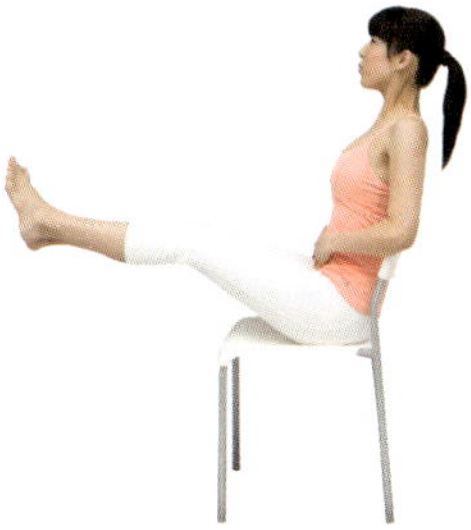

息を吐きながら、できるだけ足を伸ばしていくとさらに腹筋を鍛えられ、下腹を引き締める効果がアップします。

禁煙呼吸法

3〜5回

禁煙

呼吸を長く行うことで、頭に酸素を送り込み、タバコを吸いたい気持ちを抑制する。イライラを鎮めるため、喫煙抑止に効果を発揮する。

01 胸（胸骨）に両手を重ねておく

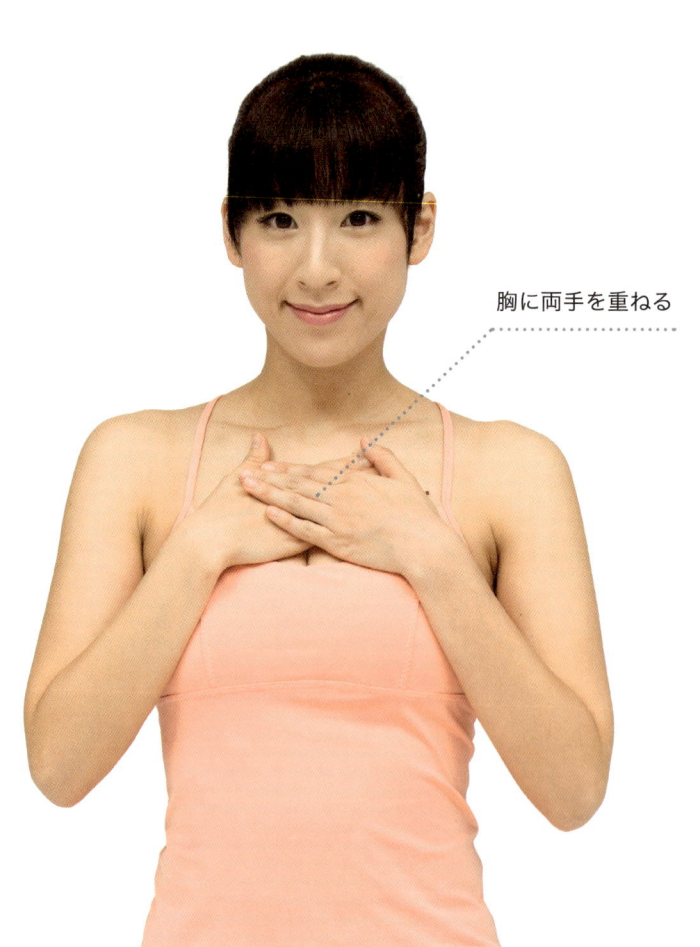

02 息を吸いながら、胸をそらしていく

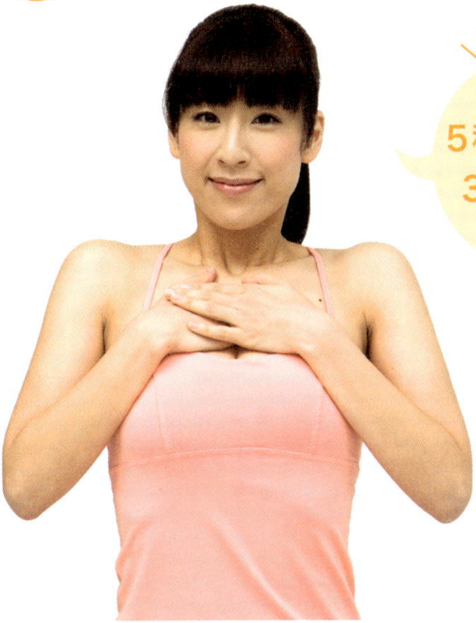

真呼吸①

5秒で吸って
3秒止める

Side

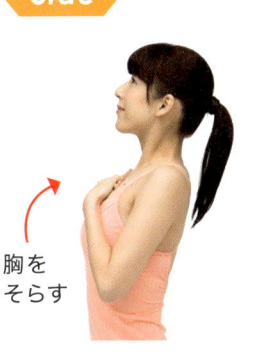

Point

より胸をそらせ、酸素を吸い込むことであごが自然に上向きになります。

03 息を吐きながら、口をすぼめ、細く長く息を吐き続ける

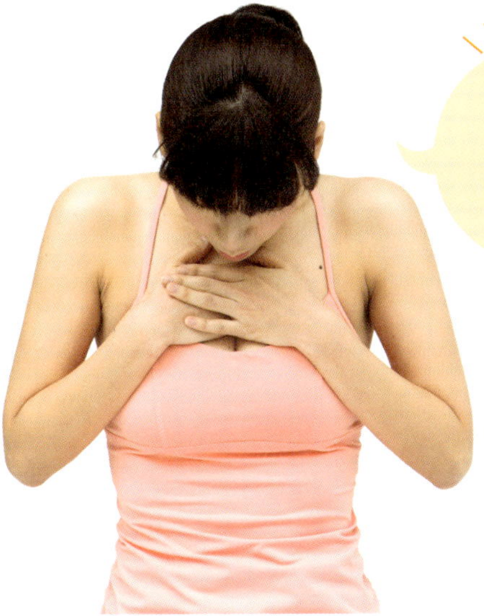

真呼吸②

5秒で
吐く

Side

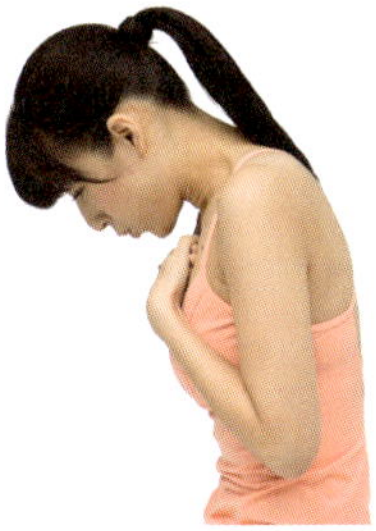

Point

吐く時の息はなるべく長く吐き続けるようにしましょう。きついと思うところまで行います。

猫の目ストレッチ

3〜5回

左右の目の位置を正常に戻し、視力を回復する。
疲れ目や偏頭痛の解消にも効果的。

疲れ目　偏頭痛

01 左右の眉毛外端の横を人差し指で支える

02 息を吸いながら上につり上げる

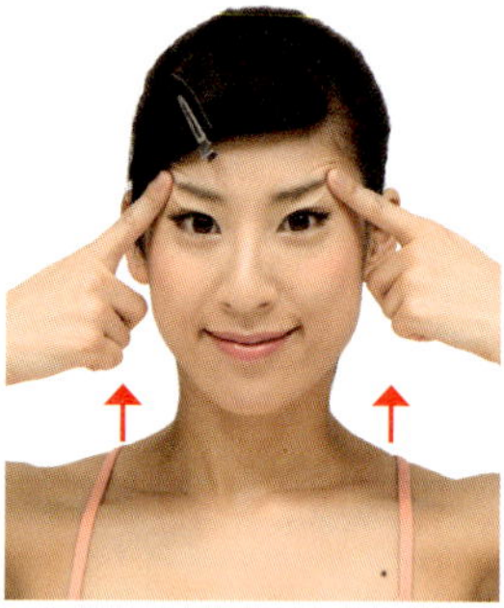

03 息を吐きながら下に下げる

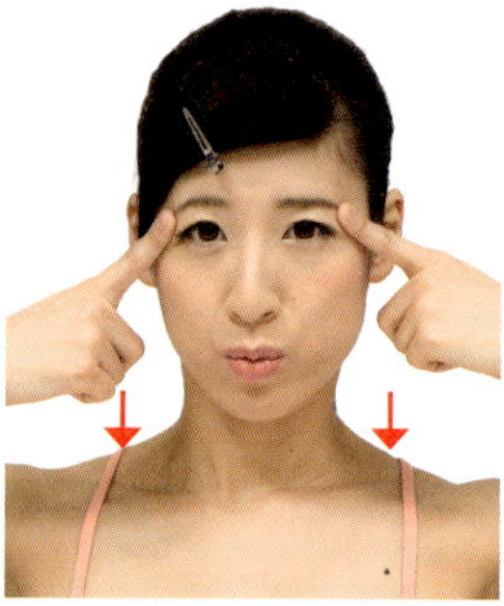

04 息を吸いながら後ろに回す

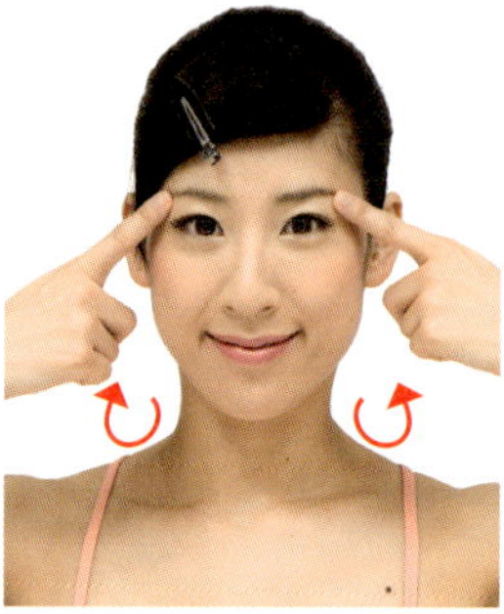

05 息を吐きながら上につり上げる

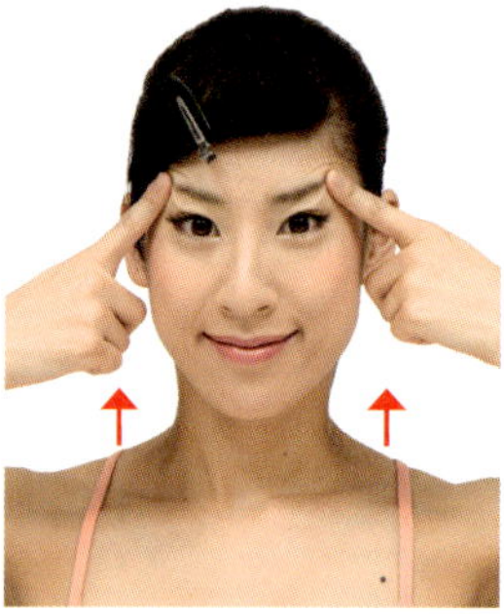

Point

童謡の『上がり目、下がり目』を基に行うストレッチです。「上がり目、下がり目、ぐるっと回ってにゃんこの目」という順番で行います。眉毛の外端を支える指は力を入れずに軽く触れる程度でOKです。

06 息を吸いながら下に下げる

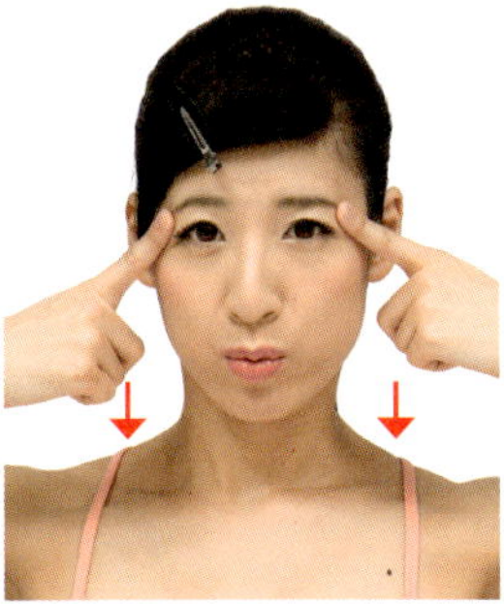

07 息を吐きながら上につり上げる

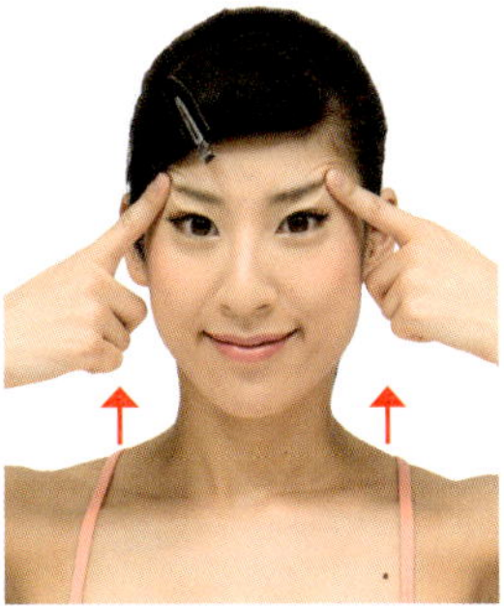

08 息を吸いながら前に回す

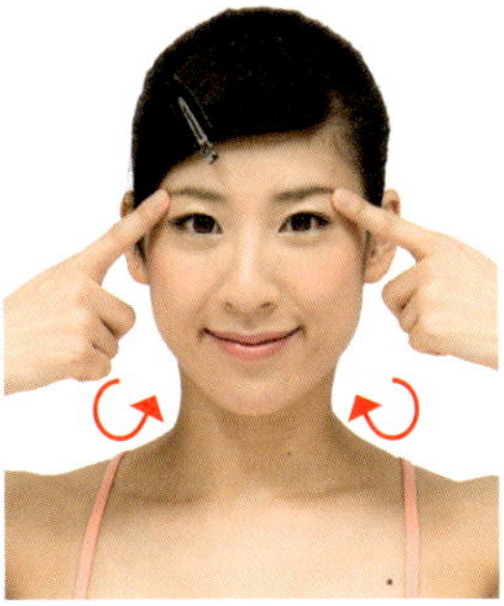

09 息を吐きながら下に下げる

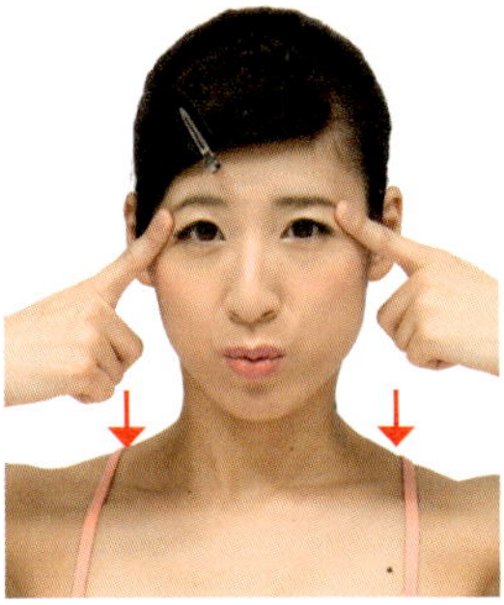

迎香《げいこう》ストレッチ

3〜5回

鼻呼吸を意識的に行うことで、鼻の通りを良くして、鼻の炎症を鎮める。花粉症の予防や鼻炎にも効果がある。

花粉症　鼻炎

01 左右の頬骨の下（迎香《げいこう》※）に指をあてる

※迎香…小鼻の脇にあるツボのことで皮膚の下に骨を感じる部分。大腸や排泄の仲間に属するツボのため、「通り抜け」を良くするという作用がある

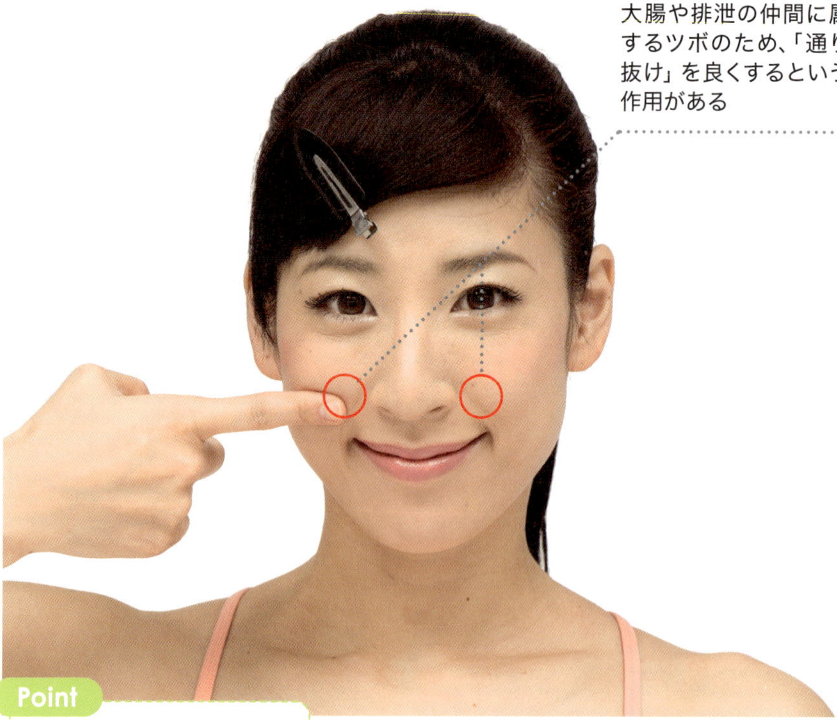

Point

指は強く押さずに、両側から挟むようにして、優しく押しあてていきましょう。

02 鼻で吸いながら、外側に指を引いていく

真呼吸①

5秒で吸って
3秒止める

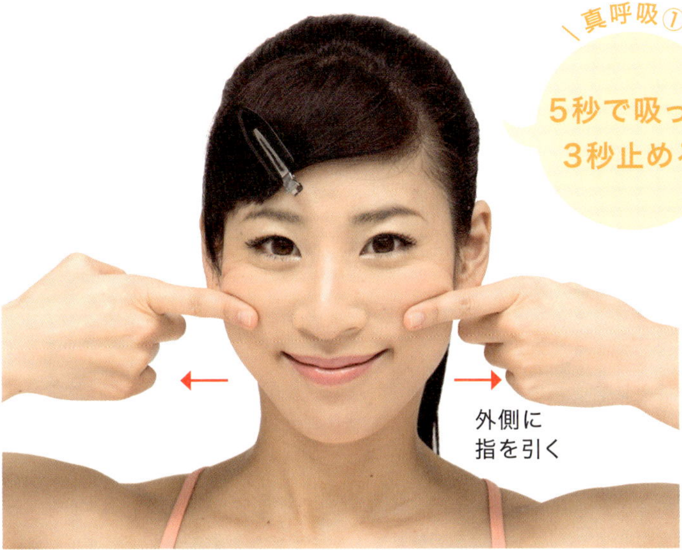
外側に
指を引く

03 鼻で吐きながら、内側に指を押しあてていく

真呼吸②

5秒で
吐く

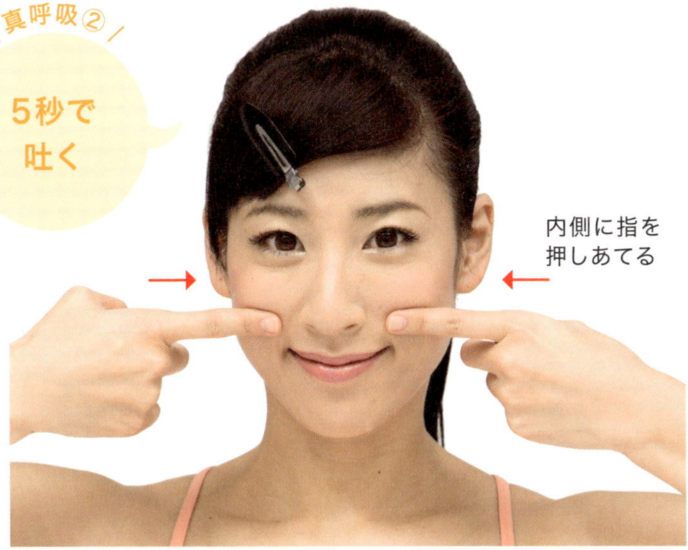
内側に指を
押しあてる

◆ Column ◆

呼吸とカラダの関係④

深呼吸が寿命を延ばす

生物の一生の中での心拍数は決まっており、およそ15億回と言われています。（「ゾウの時間 ネズミの時間」本川達雄著・中公新書）。哺乳類の体の大きさと心拍数・呼吸数は反比例していて、小さい動物ほど心拍数・呼吸数は多く、大型動物ほど少なくなるそうです。

平均寿命が2～3年のハツカネズミの心拍数は1分間に600～700拍、約70～100年生きるゾウは40拍／分と、寿命×心拍数はほぼ同じ。人間の場合は年齢や性別によって異なるものの、平均60～70拍／分、呼吸数は16～20回／分です。これを人間の寿命にあてはめるととても短命になりますが（約30～40年）、実際には食生活や医療の進歩によって寿命が伸びているそうです。

この考えから「心拍数や呼吸数を少なくするほど長生きできる」という説が導かれます。

1回の呼吸を深く長く行う深呼吸なら、心拍数と呼吸数を抑えることができます。ゆっくりと深い呼吸は長生きの秘訣かもしれません。

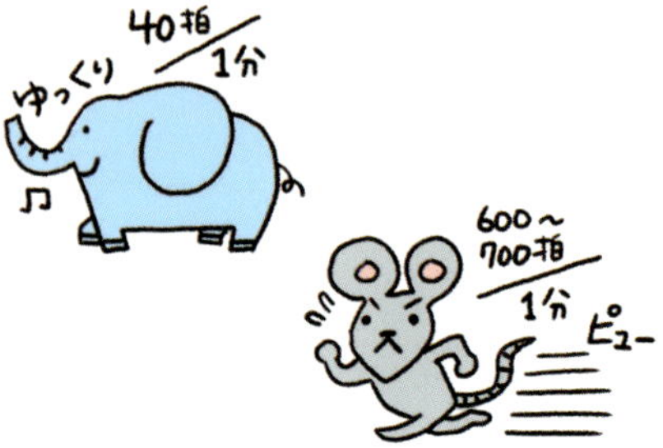

Chapter

5

夜効くストレッチ

P.20 のキホンの真呼吸「沈静のための腹式呼吸」をしてから各ストレッチを行うと、より効果が高まります。

背筋のストレッチ

3〜5回

背筋を意識することで、姿勢を整えていく。肩甲骨をほぐすことで、背中やウエストを引き締める効果がある。

ダイエット

01 四つんばいの姿勢になる

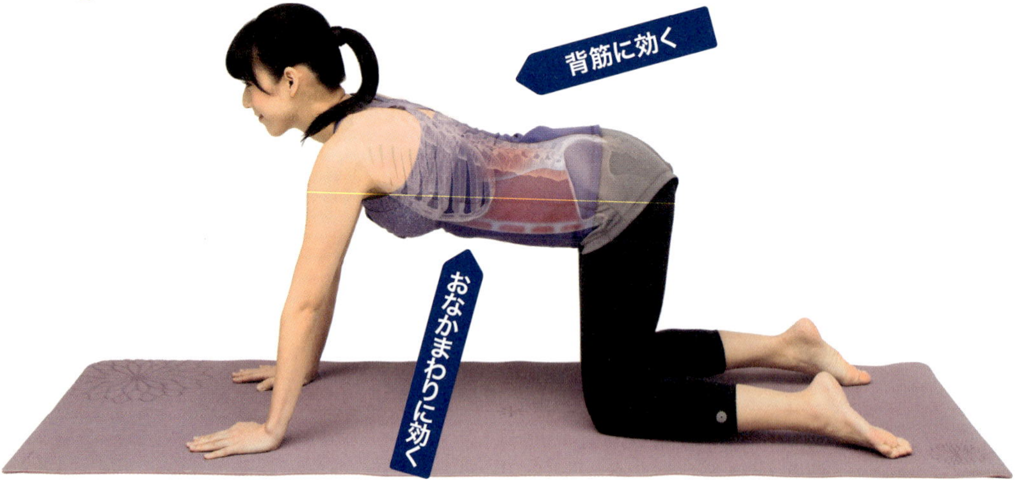
背筋に効く
おなかまわりに効く

02 息を吸いながら、おなかをへこませ、背中を丸めていく

真呼吸①

5秒で吸って
3秒止める

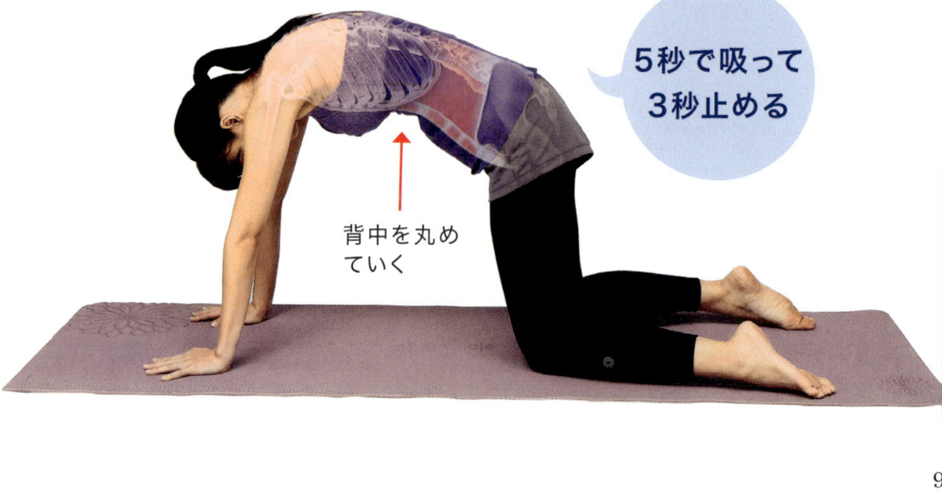
背中を丸めていく

03 息を吐きながら、おなかを下ろしていく

Point

四つんばいの姿勢になった時は、しっかりと上半身を湾曲させるようにすると、肺の機能も高まります。

NG Point

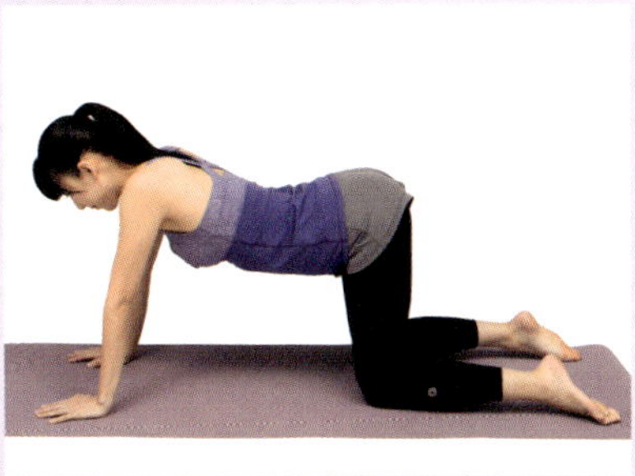

息を吐く時に、頭を下に向けてしまうと効果が半減します。

真呼吸②

5秒で吐く

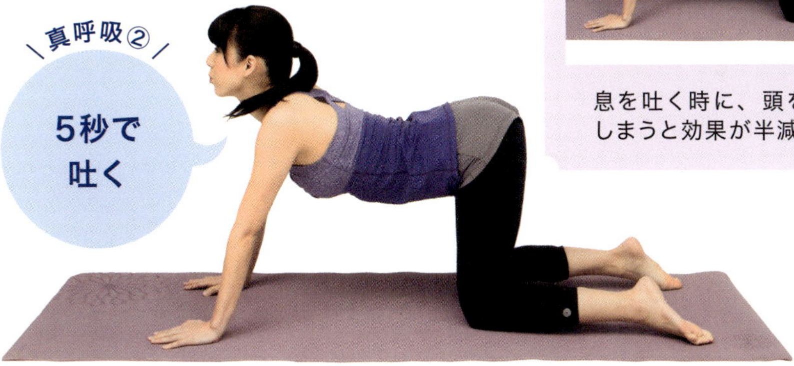

背筋のストレッチバリエ

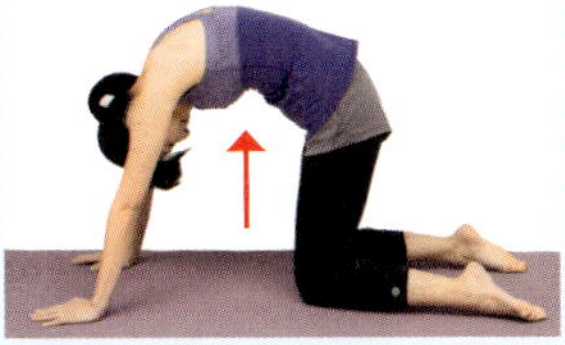

01 息を吸いながらおなかを極限まで背中側へ曲げていく

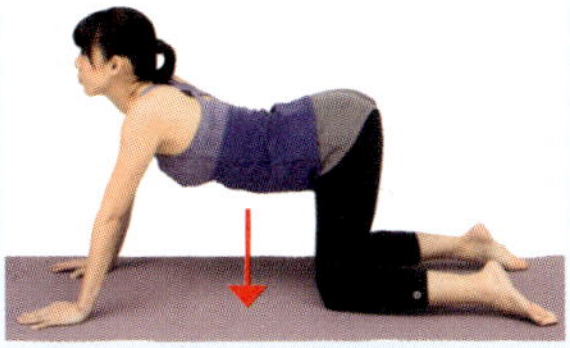

02 息を吐くと同時に勢いをつけておなかを下に落とす

さらに体に負荷がかかり、背筋の強化やウエストの引き締め効果が期待できます。弓を引くようなイメージで行うと良いでしょう。

坐《ざ》位《い》体幹バランスストレッチ

左右
3〜5回

上半身の柔軟性をアップさせて、体幹のバランスを整える。股関節をほぐして、代謝を促すため、腰痛予防や生理痛の緩和にも効果が期待できる。

腰痛　生理痛

01 足をまっすぐに伸ばした状態で座る

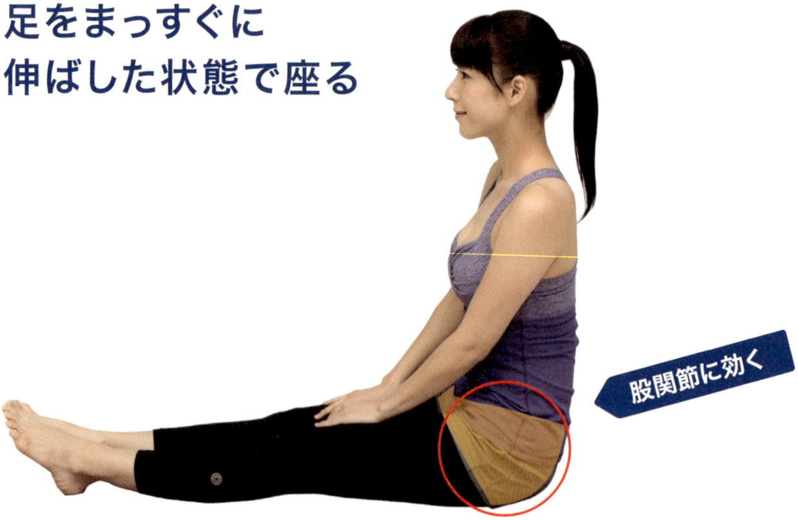

02 片方の足に反対側の足を交差させる

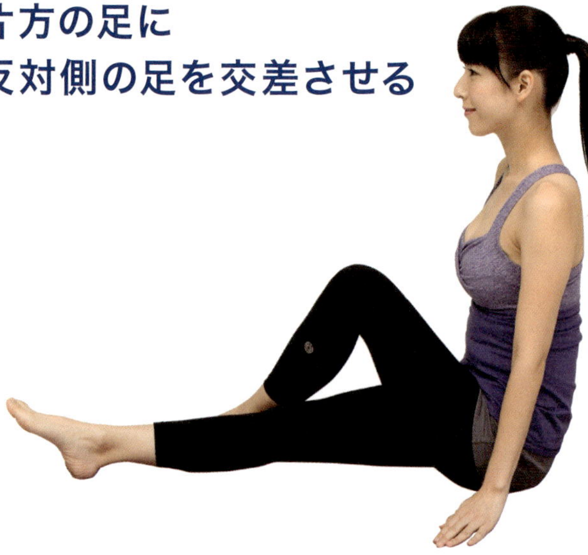

03 息を吸いながら体を足の交差と反対側にねじる

真呼吸①

5秒で吸って
3秒止める

Point

股関節が硬く動かない場合は、足を曲げるだけで体はねじらなくても良いでしょう。

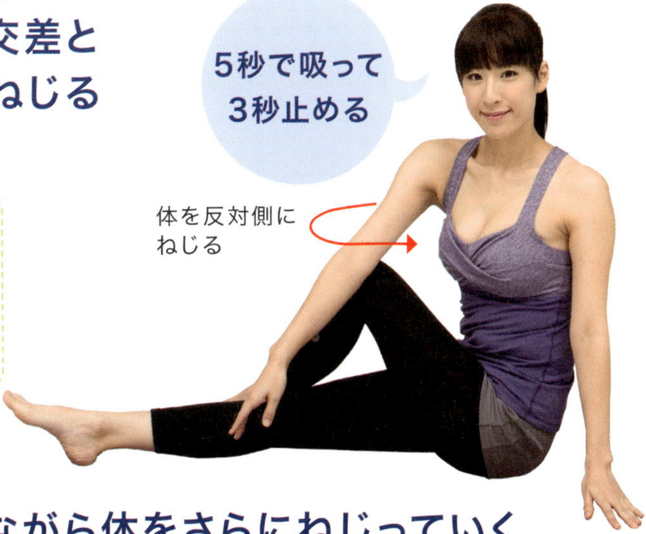
体を反対側に
ねじる

04 息を吐きながら体をさらにねじっていく

NG Point

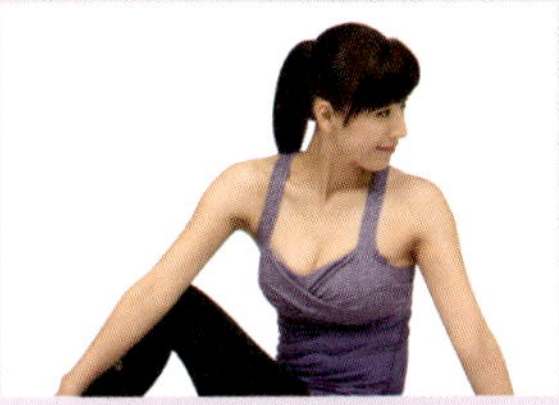

上体は維持したまま、後方に頭をそらさないように注意しましょう。

真呼吸②

5秒で
吐く

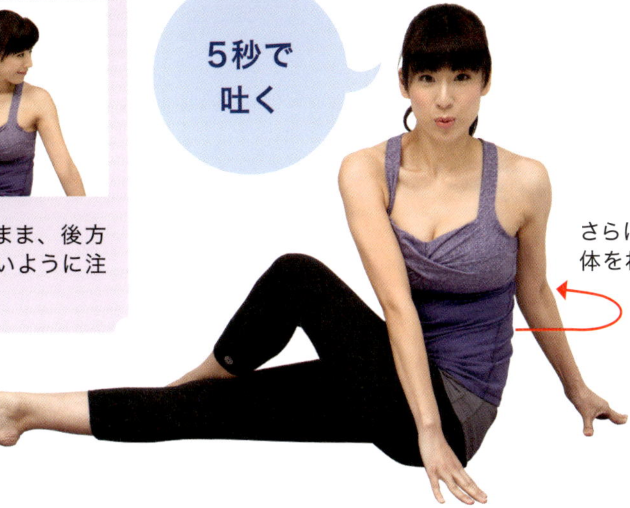
さらに
体をねじる

05 左右とも同様に行う

夜のための股関節ストレッチ

3〜5回

股関節を柔軟にしながら、足の血行を促す。ひざの柔軟性を高めて、足腰を鍛えていく。

腰痛

01 両足を開いて座り、足の裏を合わせる

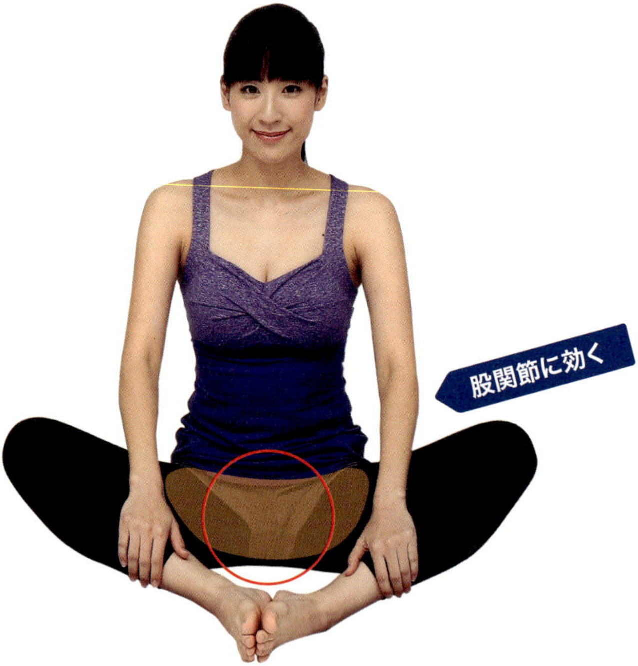

Point

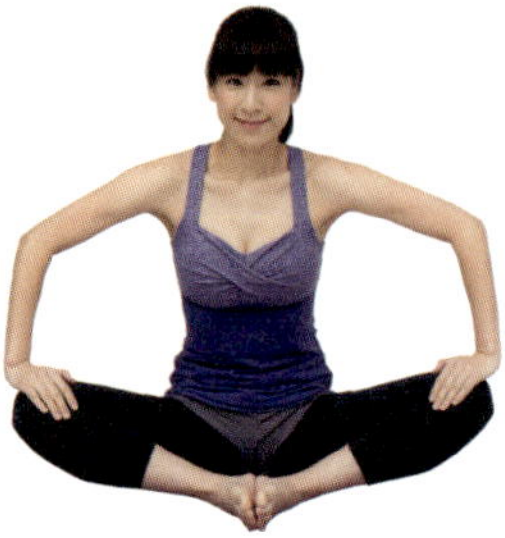

両足が上がってしまう人は両手で押さえながらなるべくひざが上がらないよう行いましょう。

02 息を吸いながら、合わせた両足を両手で持ち体に寄せていく

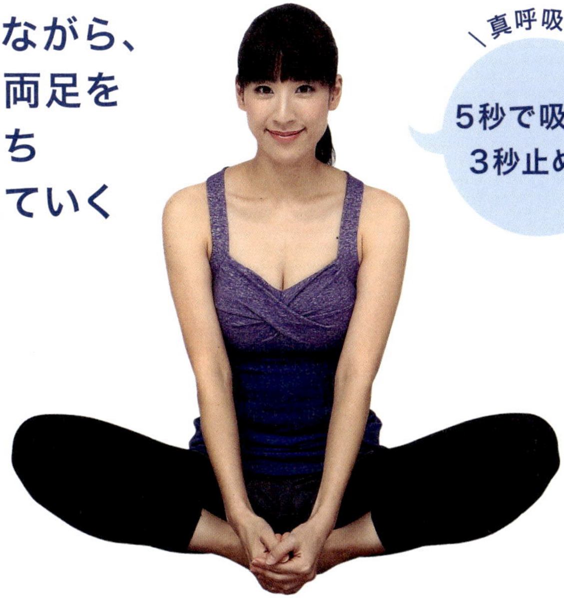

真呼吸①

5秒で吸って
3秒止める

03 息を吐きながら、体を前に倒していく

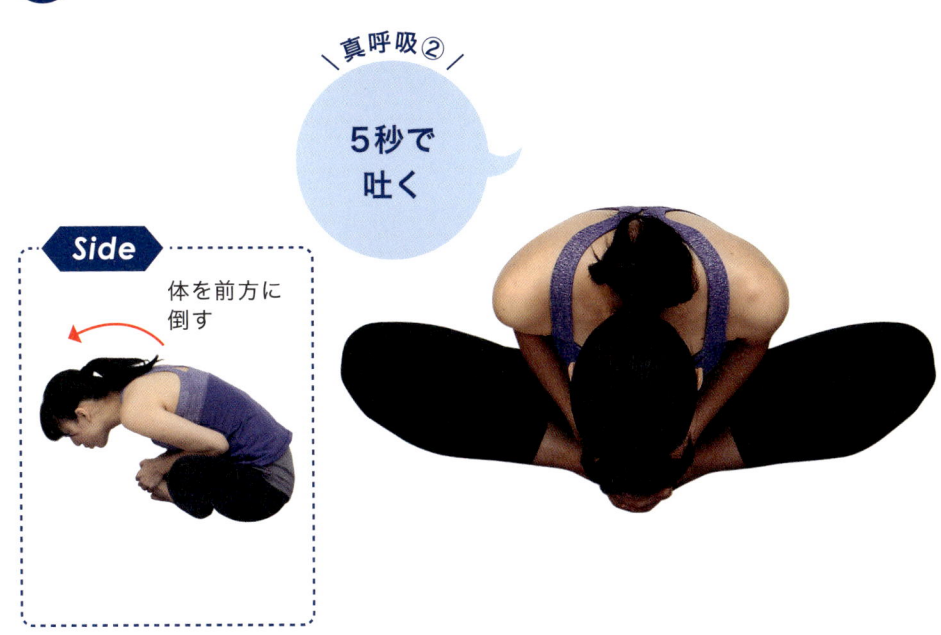

真呼吸②

5秒で
吐く

Side

体を前方に
倒す

腰おなかストレッチ

3〜5回

椎間板ヘルニア　腰痛

おなか周辺と腰を伸ばすことで、頑固な腰痛を軽減する。特に椎間板ヘルニア予防には効果が期待できる。

01 うつぶせになる

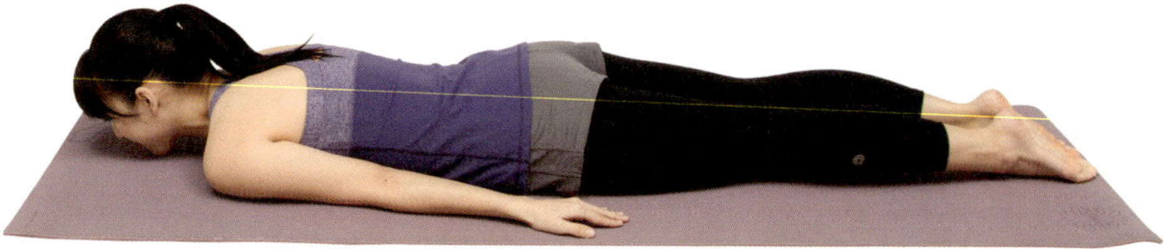

Point

腰が痛い場合は胸の前に枕をおくと無理なく簡単に行えるでしょう。

02 両手を肩の横におく

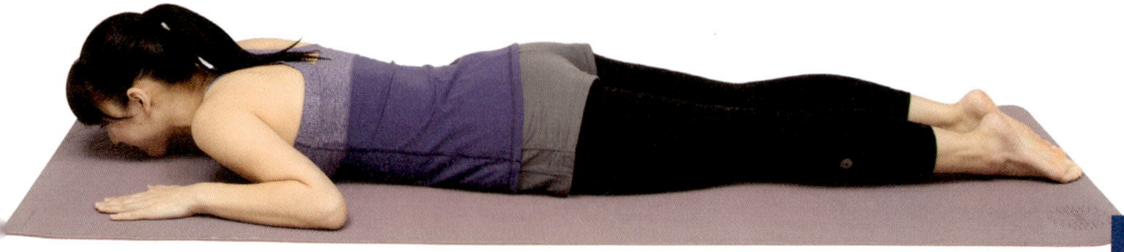

03 ゆっくり息を吸いながら、上体を起こす

真呼吸①

5秒で吸って
3秒止める

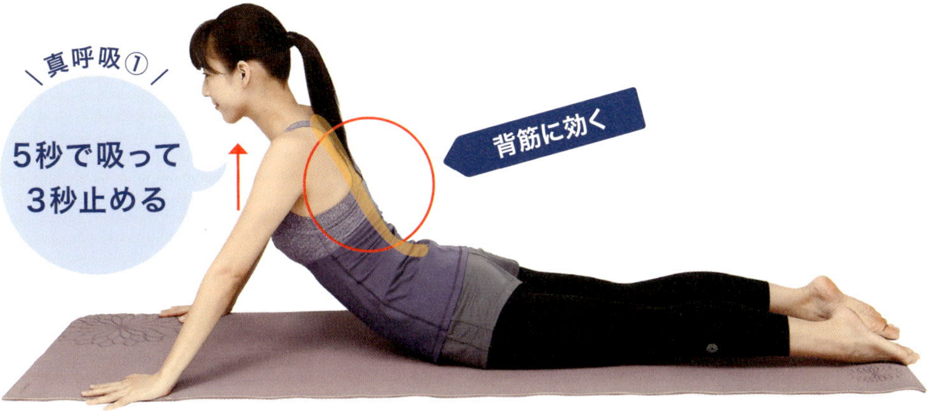

04 息を吐きながら、その姿勢を維持する

真呼吸②

5秒で
吐く

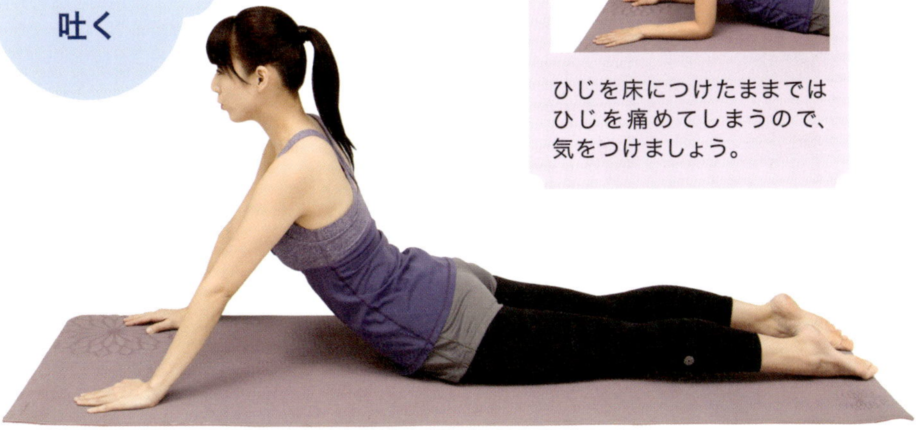

NG Point

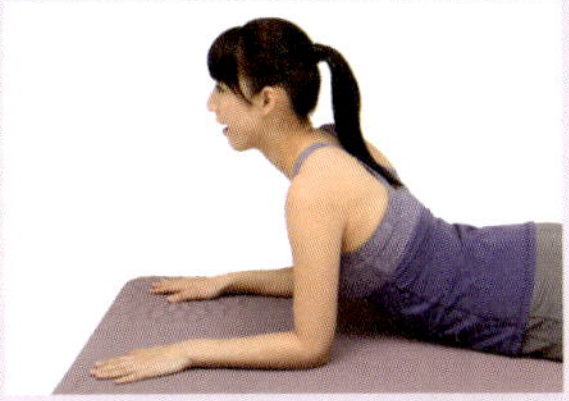

ひじを床につけたままでは
ひじを痛めてしまうので、
気をつけましょう。

大腰筋《だいようきん》ストレッチ

左右
3～5回

肋骨と骨盤を正しい位置に戻し、姿勢のバランスを整える。背筋が伸びるため、股関節が安定する。頑固な腰痛に効果が期待できる。

猫背　腰痛

01 片ひざ立ちの姿勢になる

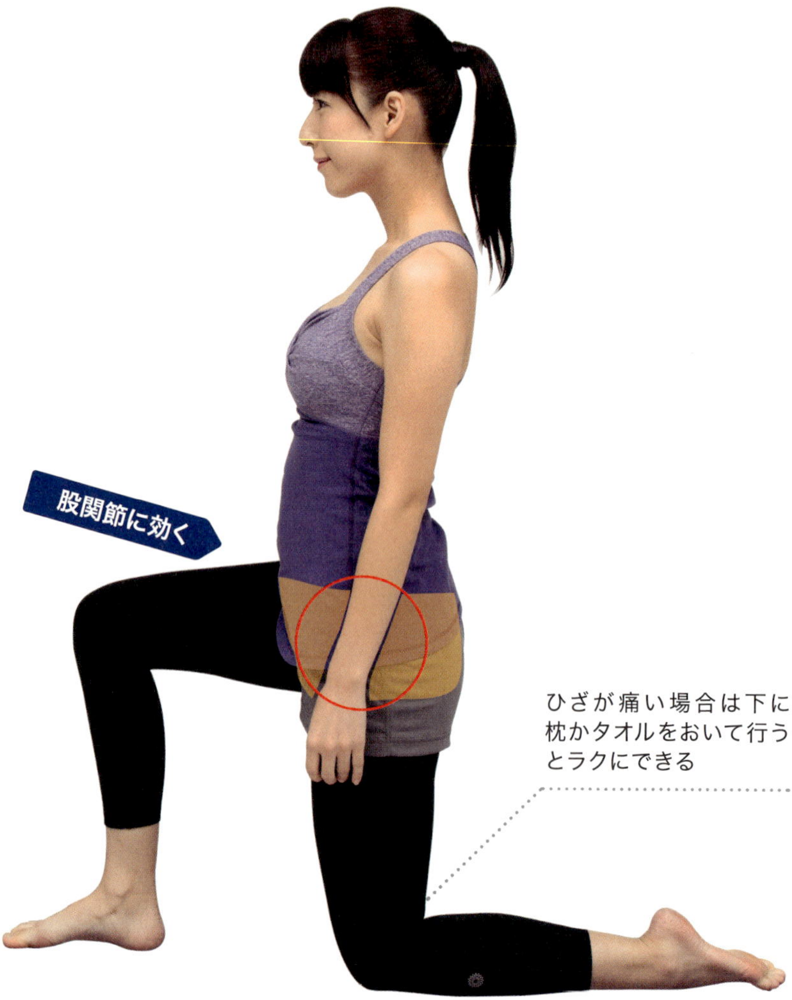

ひざが痛い場合は下に枕かタオルをおいて行うとラクにできる

02 腰に手をあてて、息を吸う

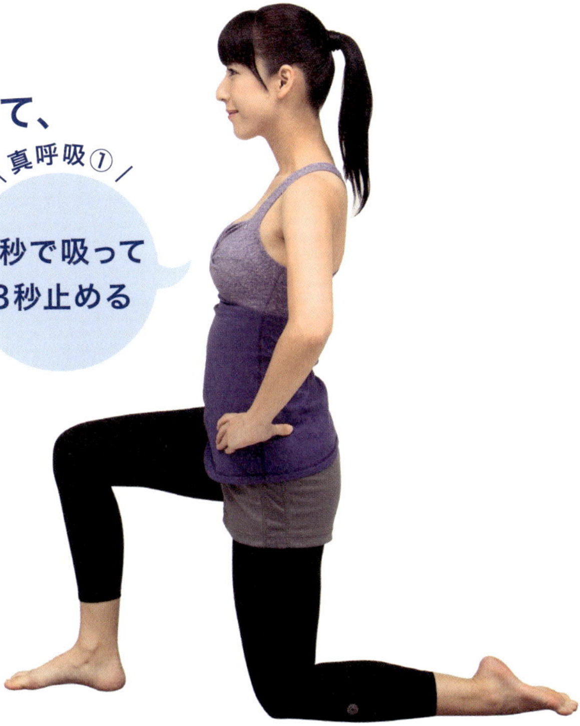

真呼吸①

5秒で吸って
3秒止める

Point

さらに効果を高めるため、体が伸びきったところで、１秒ごとに細かく呼吸を行いましょう。息を吐く時は、強く吐き出すことを意識すると良いでしょう。

03 息を吐きながら、腰を前に押し出していく

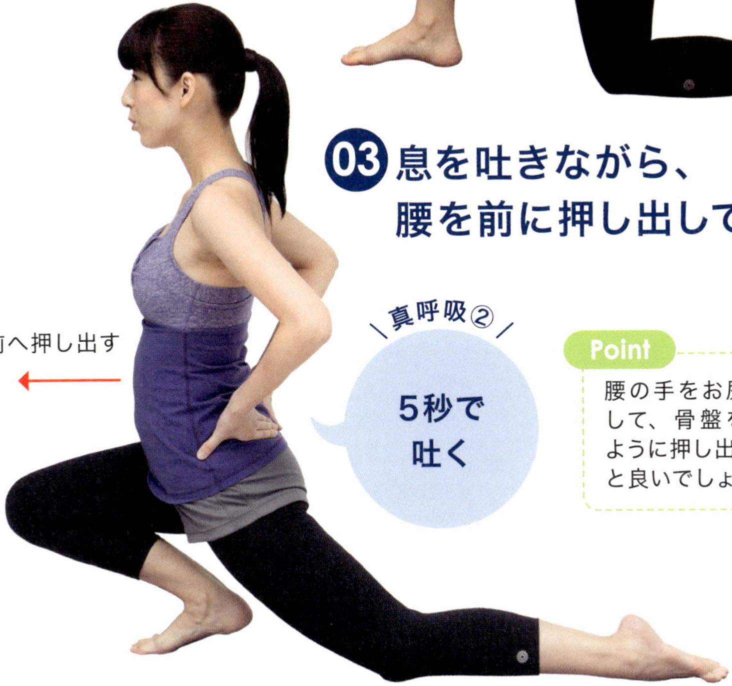

真呼吸②

5秒で
吐く

Point

腰の手をお尻側に回して、骨盤を支えるように押し出していくと良いでしょう。

04 左右とも同様に行う

大腰筋ダイエットストレッチ

左右
3〜5回

全身の代謝をアップさせて、血行を促進させる。ウエストのサイズダウンや、全身の引き締め効果が期待できる。

ダイエット

01 片ひざ立ちの姿勢になる

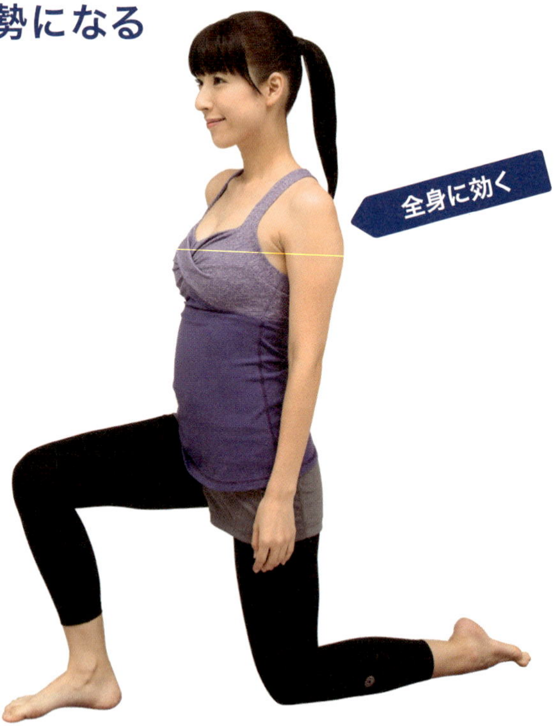

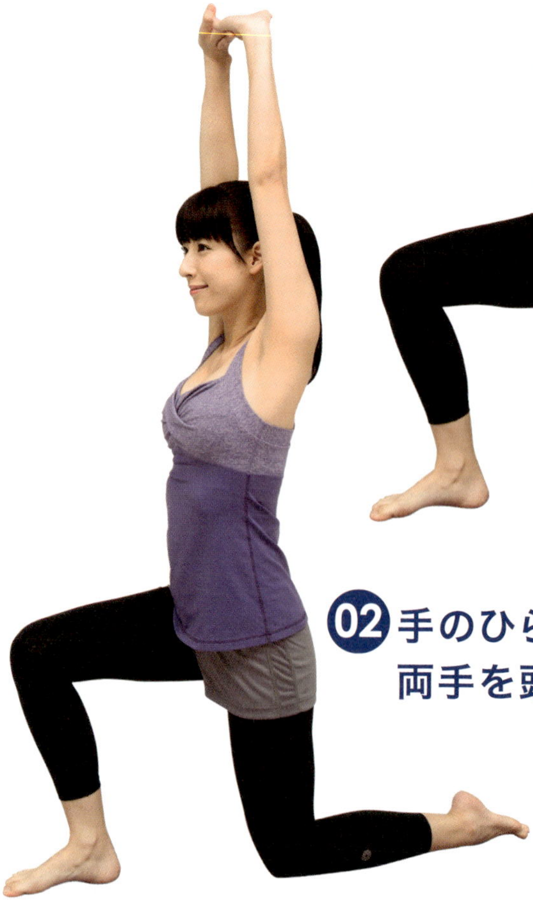

02 手のひらを上に向けて両手を頭の上で組む

03 息を吸いながら体を前方に伸ばしていく

真呼吸①

5秒で吸って3秒止める

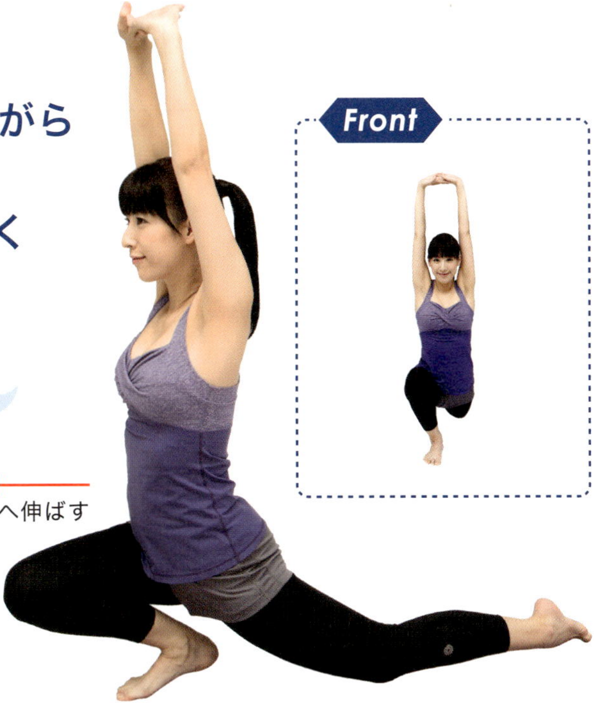

前方へ伸ばす

Front

04 息を吐きながら前に出している足の方へと体を曲げていく

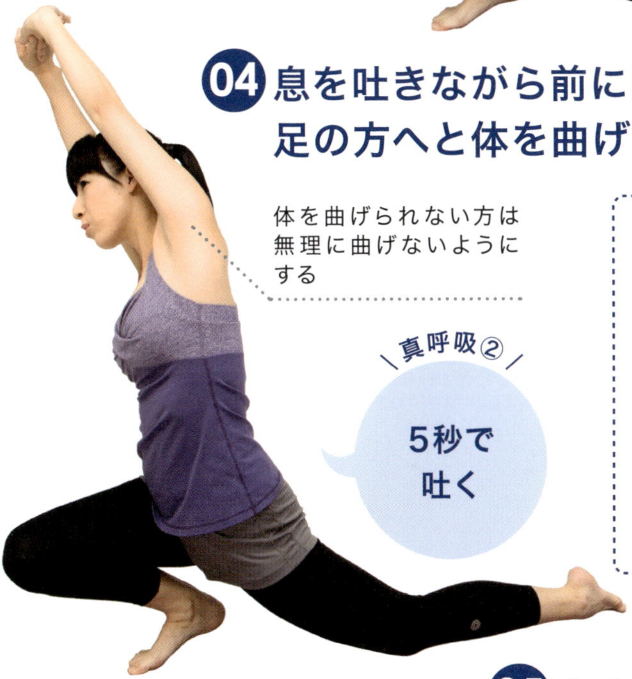

体を曲げられない方は無理に曲げないようにする

真呼吸②

5秒で吐く

Front

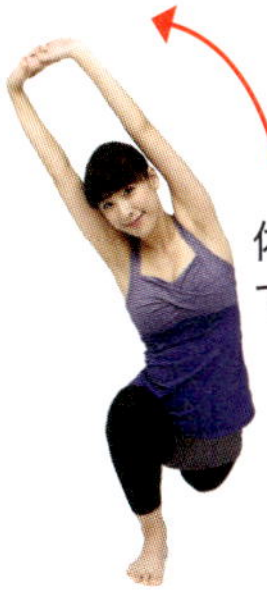

体を曲げていく

05 左右とも同様に行う

肩・腕のストレッチ

3〜5回

体を曲げると同時に腕を伸ばすことで、肩甲骨の柔軟性を高めて、首や肩こりを予防する。

首こり　肩こり

01 足を肩幅に開き、胸の前で両手を組む

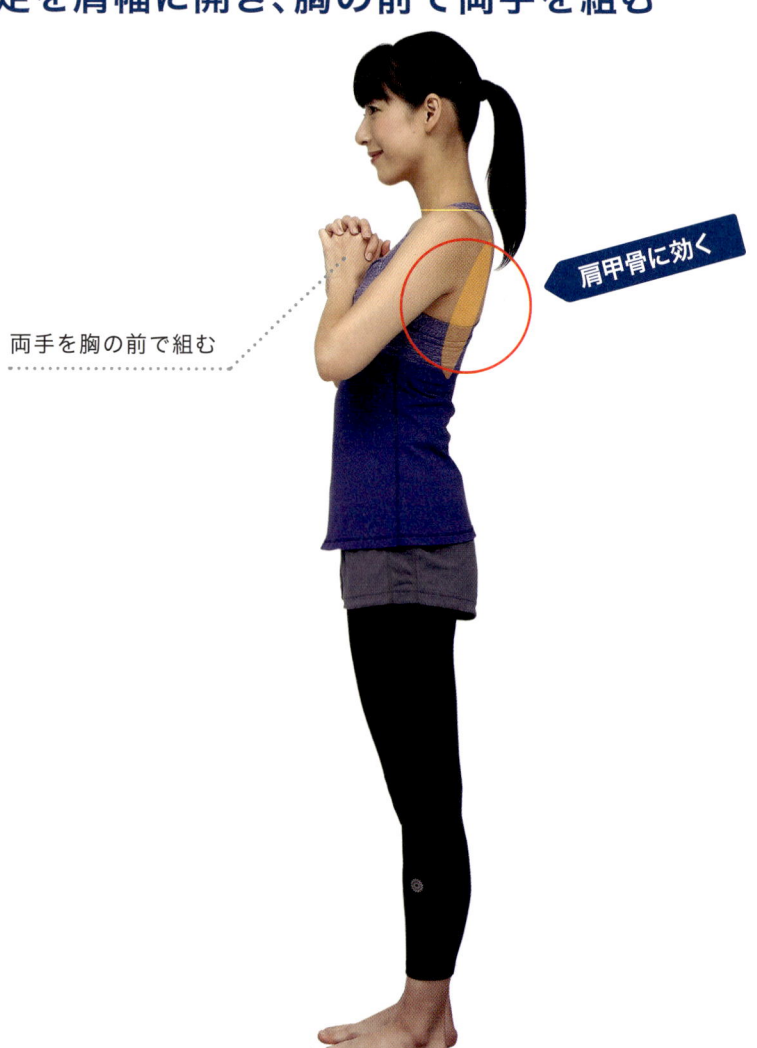

02 息を吸いながら、腕を伸ばしていく

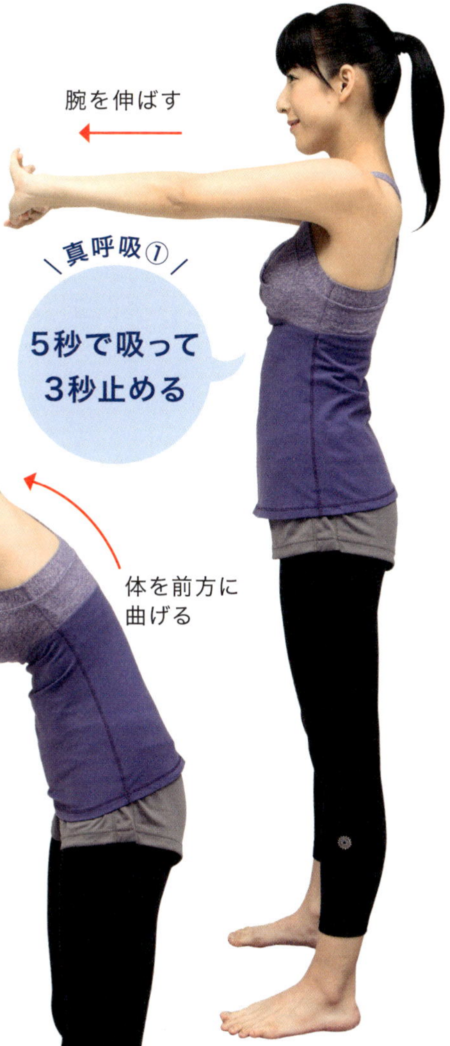
腕を伸ばす
真呼吸①
5秒で吸って
3秒止める

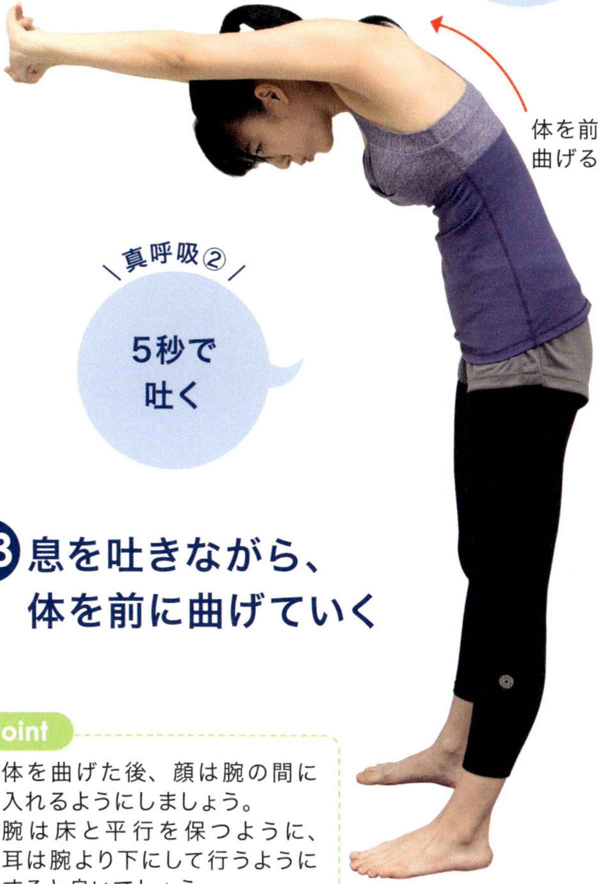
体を前方に
曲げる
真呼吸②
5秒で
吐く

03 息を吐きながら、体を前に曲げていく

Point

体を曲げた後、顔は腕の間に入れるようにしましょう。
腕は床と平行を保つように、耳は腕より下にして行うようにすると良いでしょう。

顔あごのストレッチ

左右
3〜5回

首の柔軟性を高めて、硬くなった筋肉をほぐしていく。
顎《がく》関節症の予防や、偏頭痛の予防にも有効。
また、顔のバランスを整える働きもある。

偏頭痛　整顔　顎関節症

01 手を頭の上から通し、下あごを押さえる

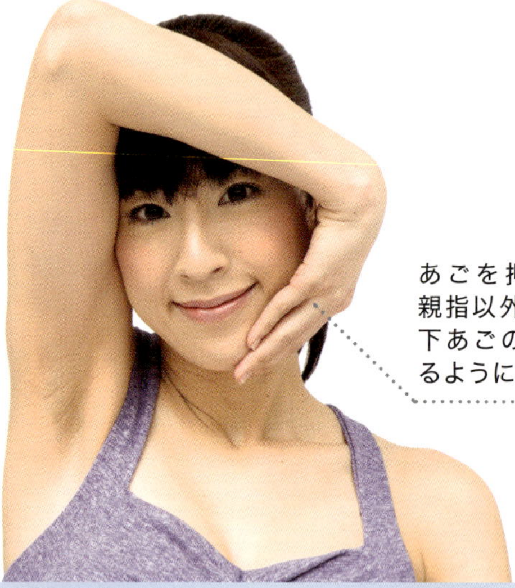

Point
手を頭の上から通す時は、あごをつかみやすいように傾けて行うと良いでしょう。

あごを押さえる時は、親指以外の4本の指で下あごの骨を引っかけるように押さえる

優しいストレッチバリエ

下あごを押さえることが難しい方は以下のストレッチがおすすめです。

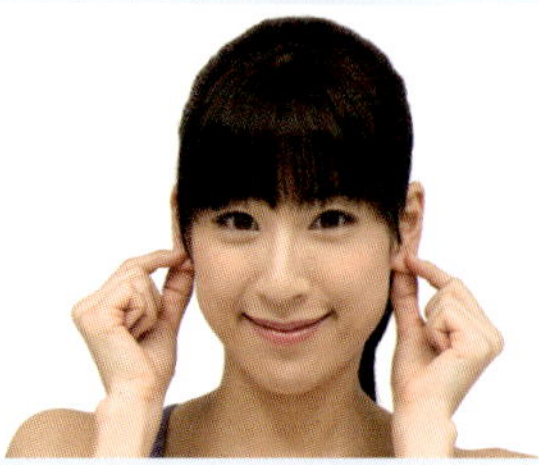

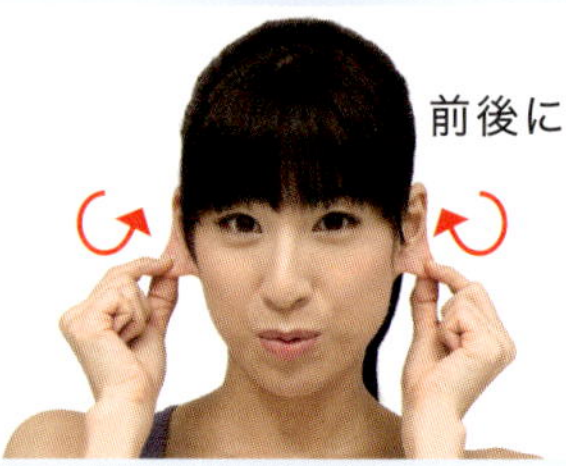

01 両手で耳を持つ

02 ゆっくりと深呼吸を繰り返しながら、耳たぶを前や後ろに回していく

*耳を持つ時に軽く引っ張るほうが良いでしょう。10回程度を目安に行いましょう。

02 息を吸い、手で下あごを引きながら頭を横に倒す

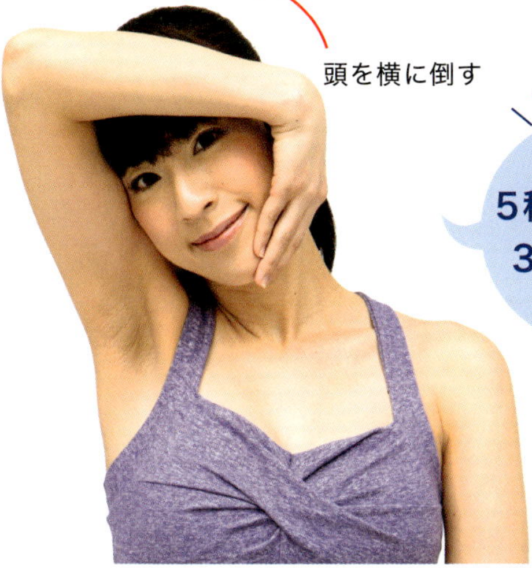
頭を横に倒す
真呼吸①
5秒で吸って
3秒止める

03 息を吐きながら、口を大きく開いていく

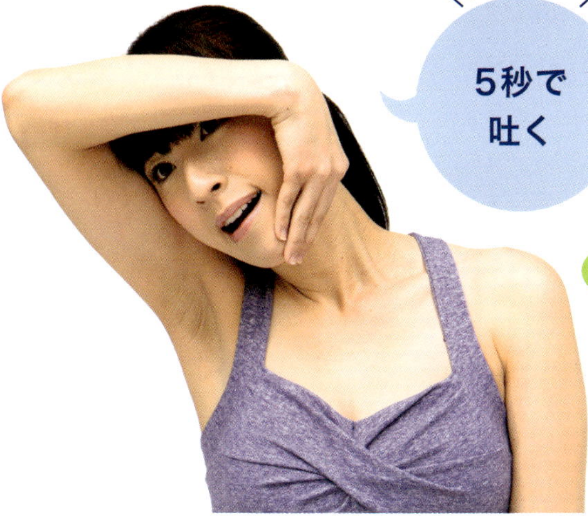
真呼吸②
5秒で
吐く

Point

指であごを押さえて口を開けることで、あごが伸ばされて、頭蓋骨のバランスを調整することができます。

04 左右とも同様に行う

全身ストレッチ

左右
3〜5回

全身の柔軟性を高めて、代謝をアップ。筋肉を動かして行う軽い有酸素運動。ウエストのサイズダウンも期待できる。

ダイエット

01 開脚して座り、両手を広げる

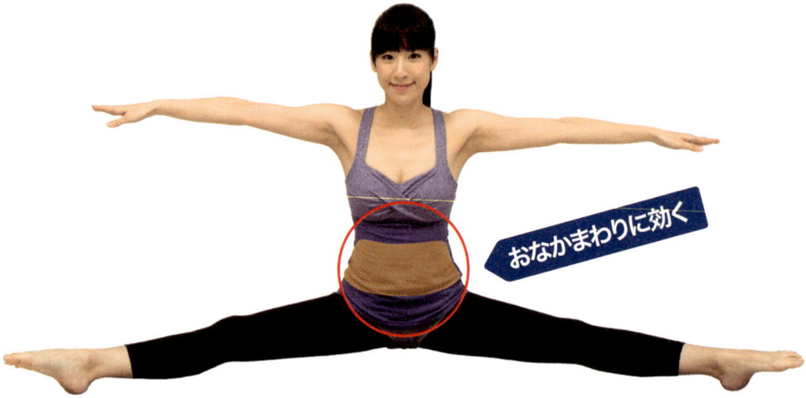

Point

開脚は、初めはラクな位置から始めて、徐々に広げていきましょう。

02 片方の手を頭の上、もう片方の腕をおなかの前にもってくる

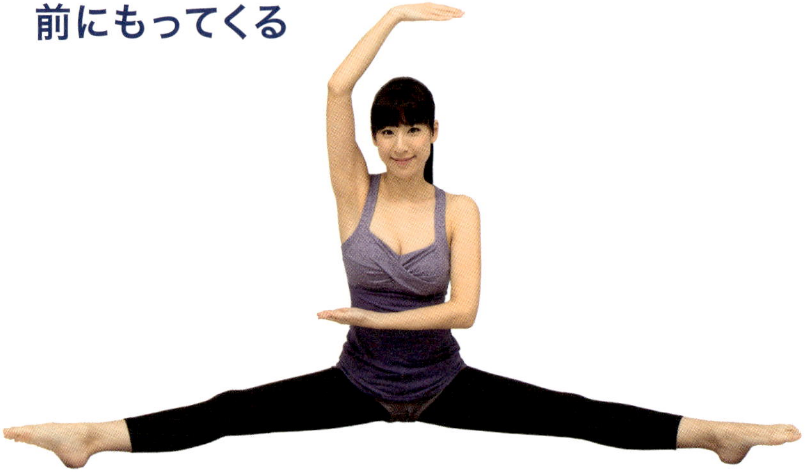

03 息を吸いながら、体を横に倒す

真呼吸①

5秒で吸って
3秒止める

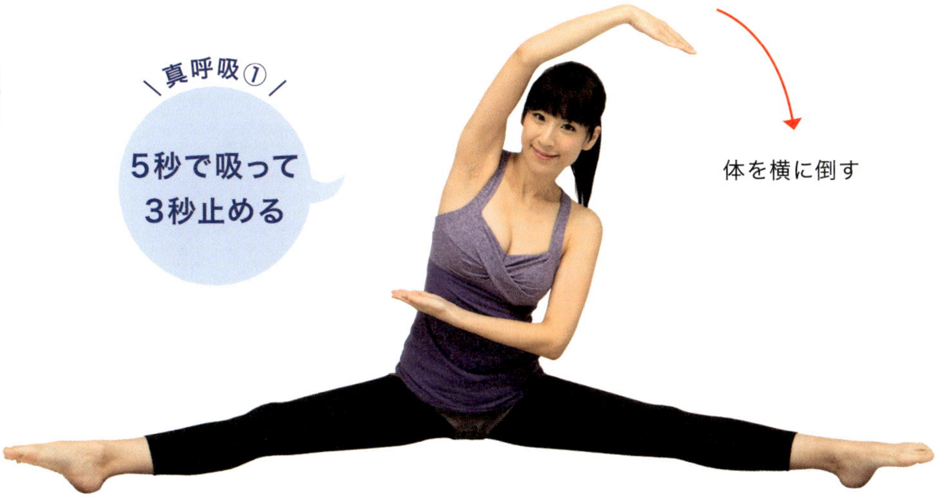
体を横に倒す

04 息を吐きながら、それぞれの手を伸ばしていく

真呼吸②

5秒で
吐く

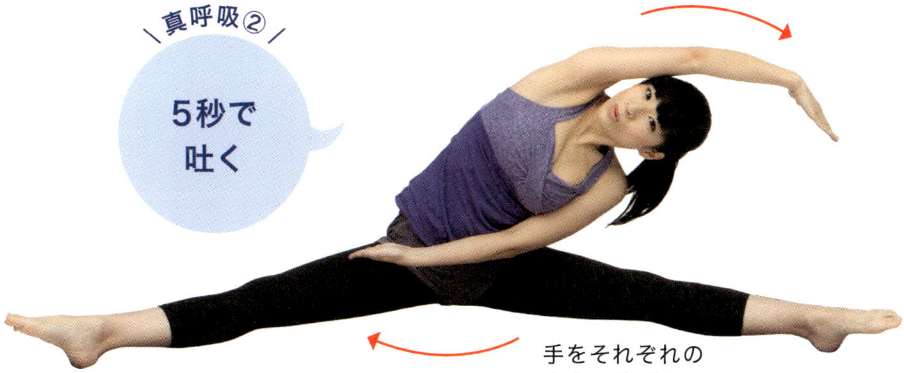
手をそれぞれの
方向へ伸ばす

05 左右とも同様に行う

胃腸ストレッチ

3～5回

深くゆっくり呼吸を行うことで、胃のむかつきを抑え胃酸過多を防ぐ。胃下垂の予防にも効果がある。

胃下垂　胃酸過多

01 みぞおちの下に手をあてる

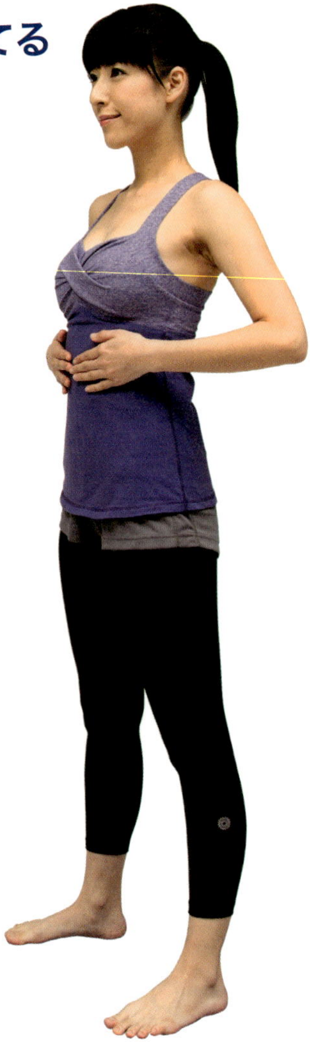

おなかまわりのストレッチバリエ

そのままの姿勢でウエストを引き締めるストレッチを行うことができます。

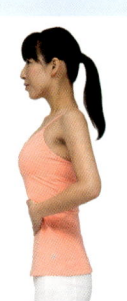

01

おへそに両手を重ね、息を吸いながらおなかをへこませていく

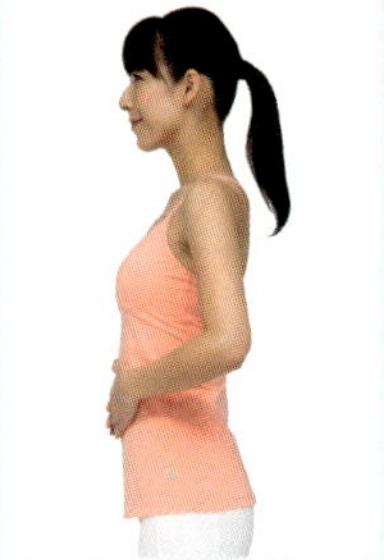

02

息を吐きながら、おなかをふくらませていく

02 息を吸いながら、胸を開く

真呼吸①

5秒で吸って
3秒止める

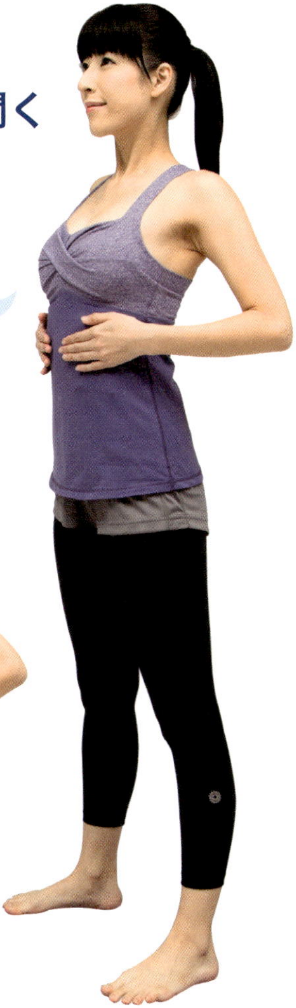

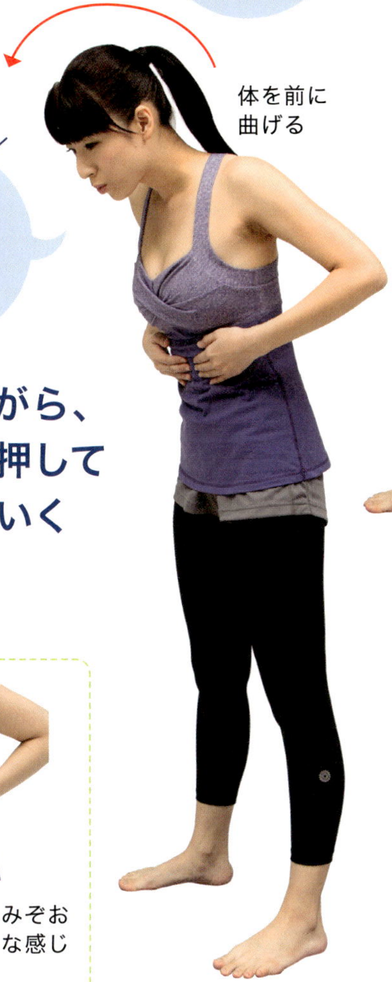

真呼吸②

5秒で
吐く

03 息を吐きながら、みぞおちを押して体を曲げていく

Point

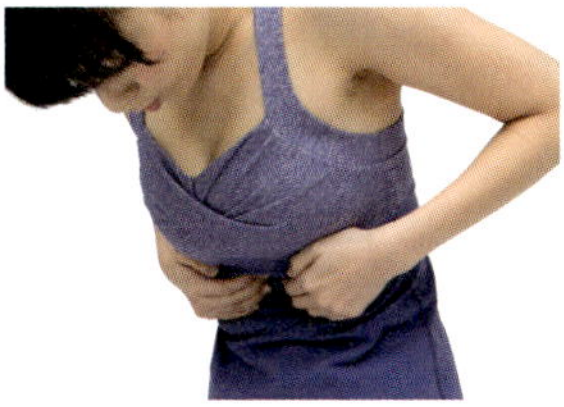

体を曲げて吐く時は、みぞおちに食い込ませるような感じで行うと良いでしょう。

腹横筋《ふくおうきん》ストレッチ

3〜5回

O脚　猫背

骨盤周辺が広がるため、股関節も柔軟になり、クセづいてしまった姿勢が整えられる。腹筋の強化のほか、O脚や猫背の予防など、足のバランスも整える。

01 座った状態で足を曲げ、枕をひざの間に挟む

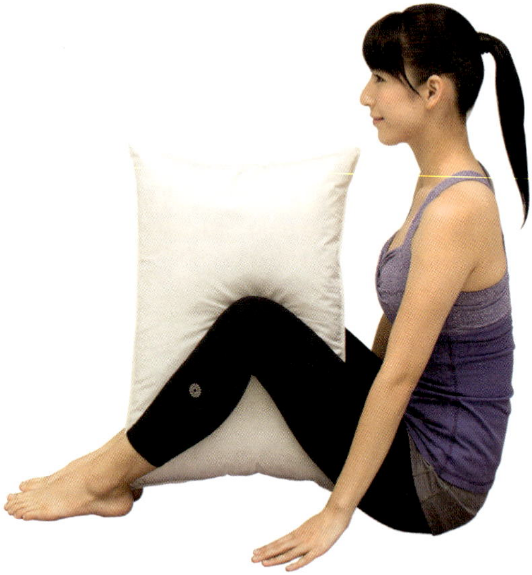

02 枕を挟んだまま仰向けに寝る

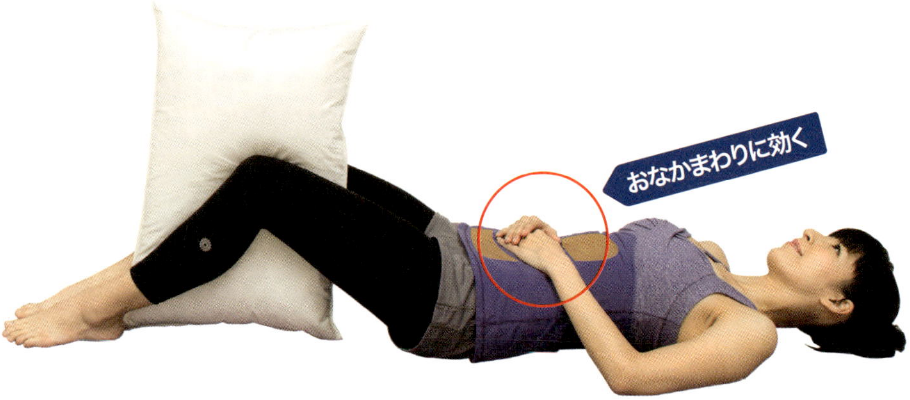

03 息を吸いながら、足をおなかの方に曲げていく

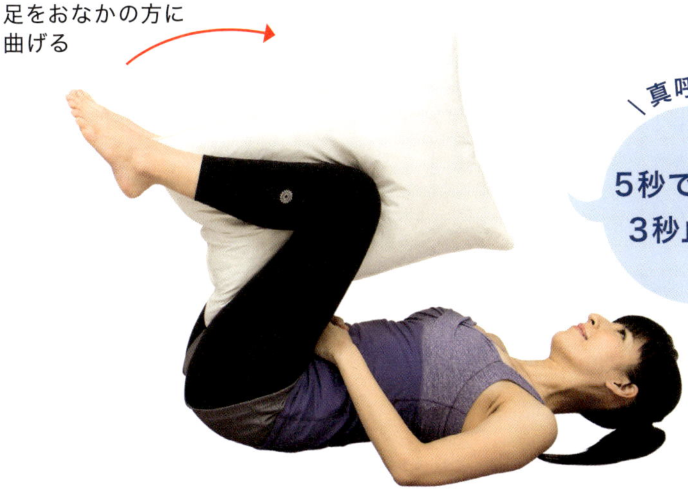
足をおなかの方に
曲げる

真呼吸①

5秒で吸って
3秒止める

04 息を吐きながら、足を元に戻す

Point

すべての動作をなるべくゆっくりと行い、枕を挟んでいるひざはしっかりと閉じて行いましょう。

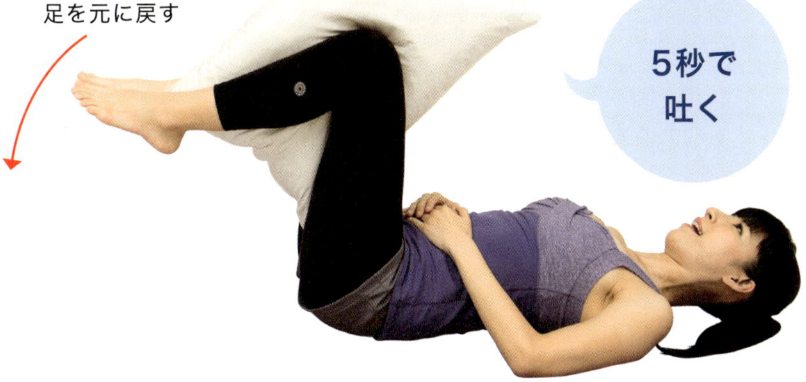
足を元に戻す

真呼吸②

5秒で
吐く

循環呼吸法

10回

ゆっくりと呼吸を行うことで、体内バランスを整え、
乱れた自律神経の機能を正常に戻す。

自律神経失調

01 仰向けに寝て両手を組み、両腕を頭の上に伸ばしていく

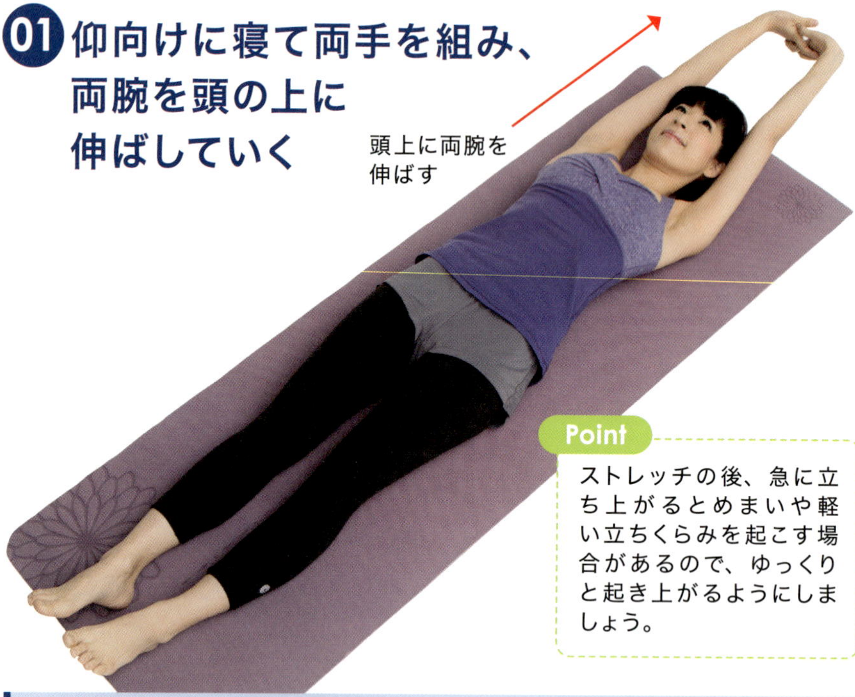

Point

ストレッチの後、急に立ち上がるとめまいや軽い立ちくらみを起こす場合があるので、ゆっくりと起き上がるようにしましょう。

呼吸法のためのストレッチバリエ

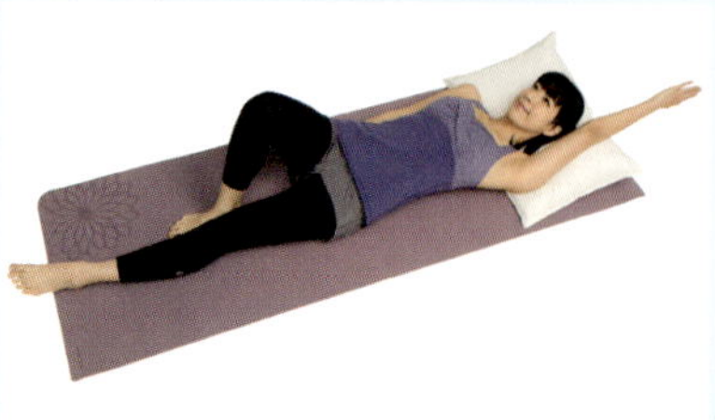

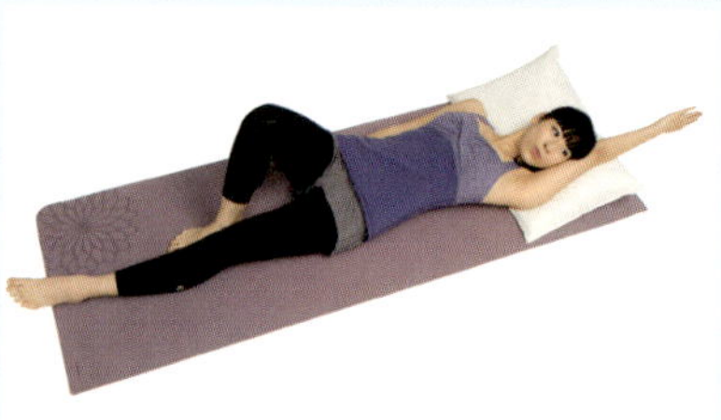

01 片足を立てて片方の腕を頭の上に伸ばす

*左右 10 回ずつ行いましょう。

02 腕を伸ばした側に顔を向けて、その状態のままゆっくりと深く息を吸って口から吐く

02 息を吸いながら、あごを上げて足首をそらす

真呼吸①

5秒で吸って
3秒止める

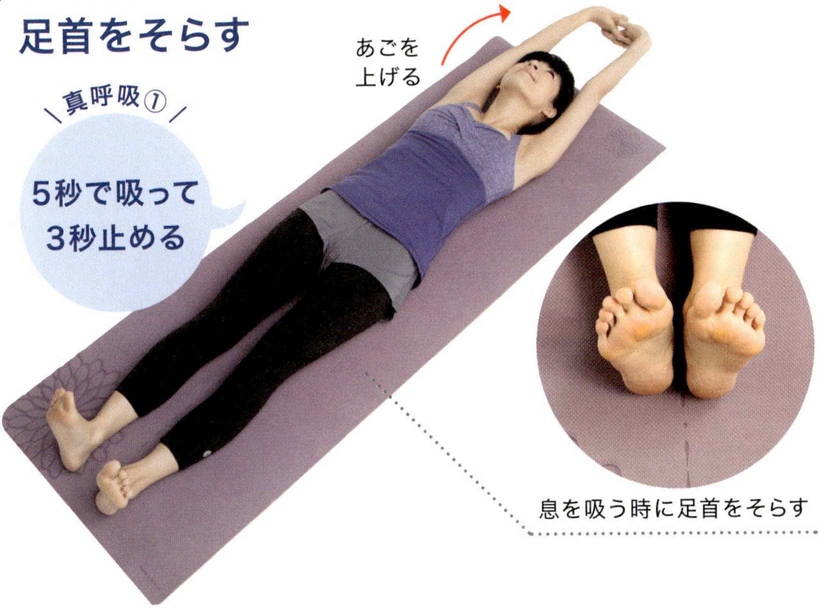
あごを
上げる

息を吸う時に足首をそらす

03 息を吐きながら、あごを元に戻し、足首を伸ばす

真呼吸②

5秒で
吐く

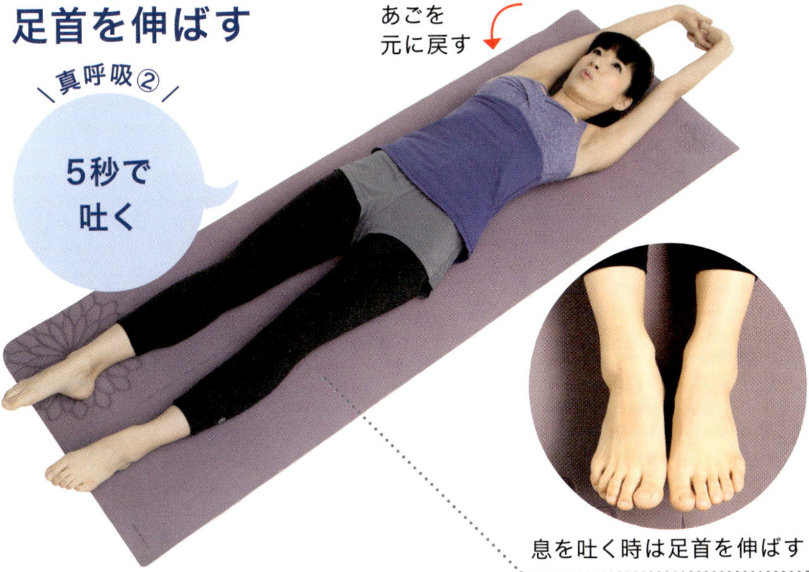
あごを
元に戻す

息を吐く時は足首を伸ばす

立位体幹ストレッチ

左右
3～5回

体幹のバランスを調整して、足の血行を促す。腰痛予防や足の柔軟性アップにも効果がある。

腰痛

01 足を交差させて、息を吸う

真呼吸①

5秒で吸って
3秒止める

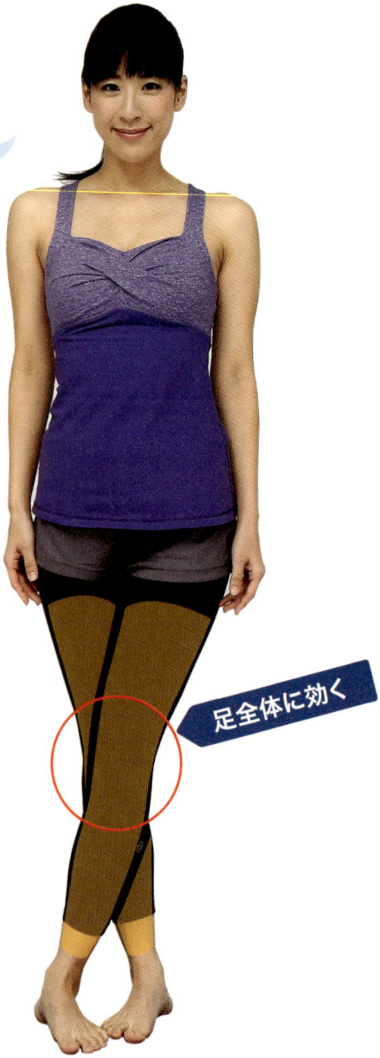

優しいストレッチバリエ

体の硬い方は以下のストレッチがおすすめです。

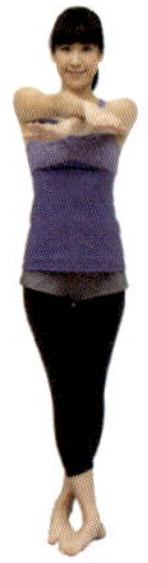

01

両足を肩幅に開き、両腕と足を交差させて息を吸う

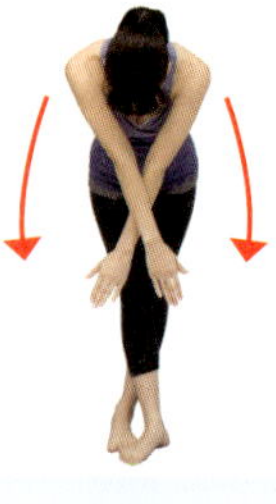

02

息を吐きながら、できる範囲で体を曲げていく

02 息を吐きながら、体を前に倒していく

体を
前に倒す

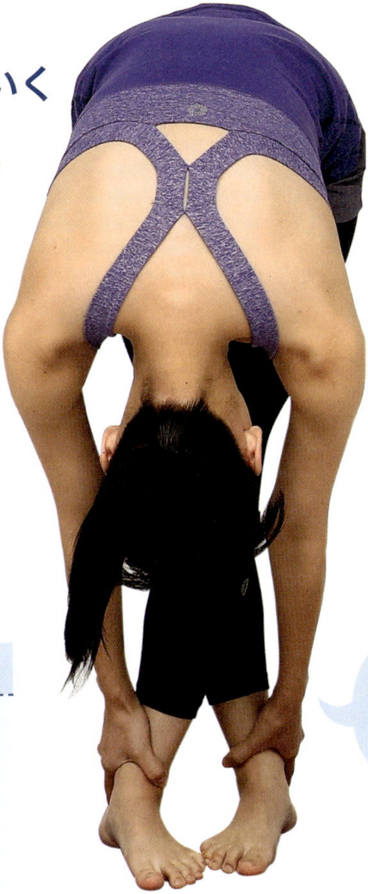

03 左右とも同様に行う

真呼吸②

5秒で
吐く

立位体幹ストレッチバリエ

体の柔軟度が高い方は以下のストレッチがおすすめです。

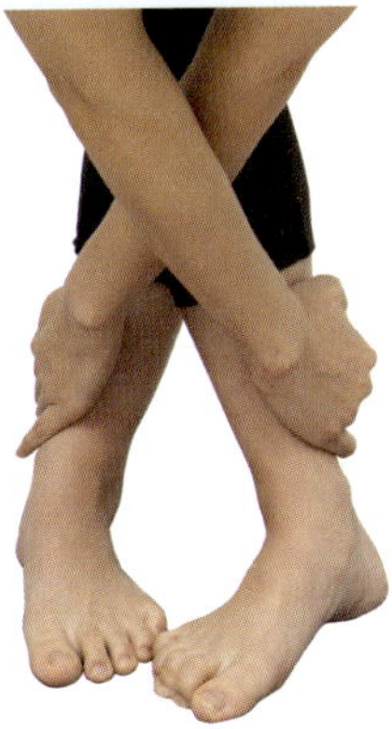

両腕も交差させ、左足は左手、右足は右手で組むとさらに体幹が鍛えられるでしょう。

NG Point

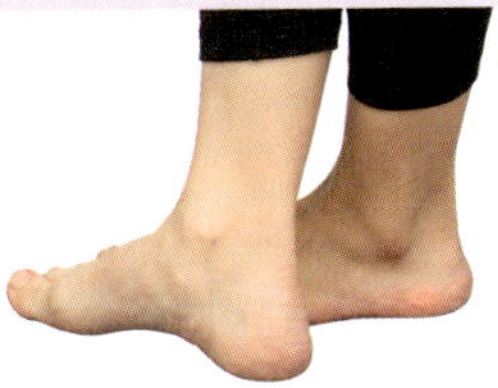

交差させた足を踏まないように気をつけましょう。

頭痛解消ストレッチ

3〜5回

血行を促し、リラックス効果を高めてストレス解消を促す。脳脊髄液の循環が刺激され、呼吸機能が高まる。頭痛予防や疲れ目にも効果がある。

頭痛　疲れ目

01 額の上に両手の指を上から下に向けておく

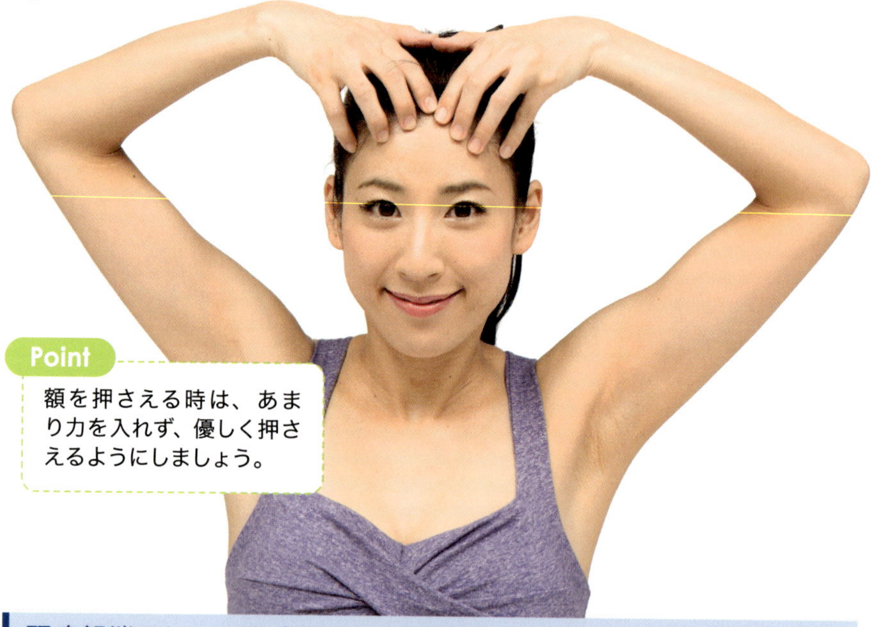

Point

額を押さえる時は、あまり力を入れず、優しく押さえるようにしましょう。

頭痛解消ストレッチバリエ

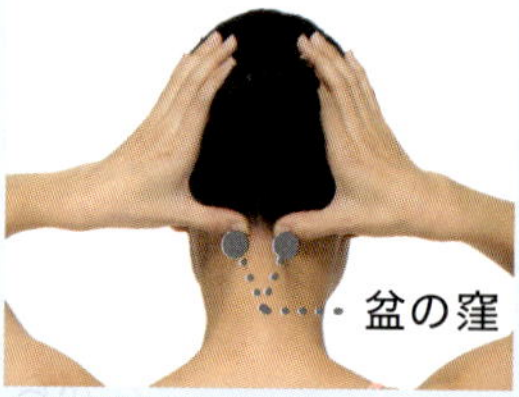

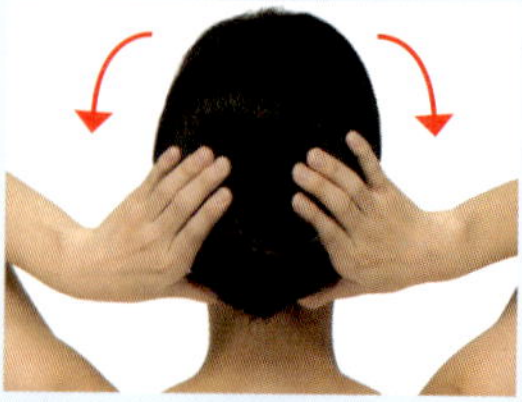

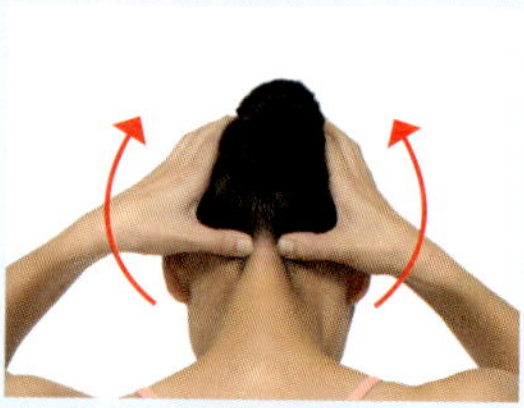

01 親指を後頭部と付け根の所（盆《ぼん》の窪《くぼ》※）にあて、手のひらで頭を軽く押さえる

02 息を吸いながら、頭を後ろに倒す

03 息を吐きながら、頭を前に倒す

＊盆の窪ではないところを押さえないよう気をつけましょう。

※盆の窪…首の後ろにある中央のくぼみの部分。

02 息を吸いながら、上にあごを引き上げる

頭全体に効く

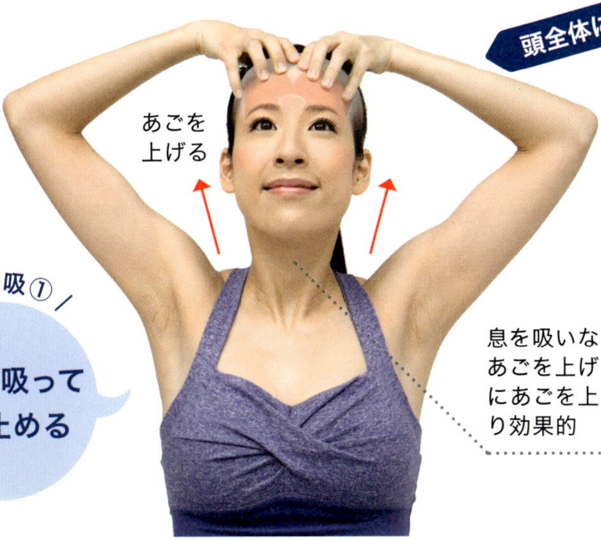
あごを
上げる

真呼吸①

5秒で吸って
3秒止める

息を吸いながら、徐々にあごを上げていく。極端にあごを上げて行うとより効果的

03 息を吐きながら、あごを元に戻す

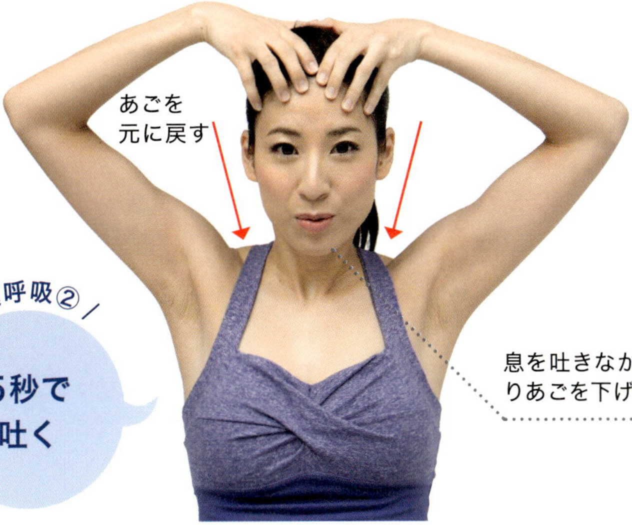
あごを
元に戻す

真呼吸②

5秒で
吐く

息を吐きながら、ゆっくりあごを下げていく

おわりに

私は整体師・姿勢指導士として、これまでに述べ13万人の方の体を診てきました。体に現れるさまざまな問題・悩みと接するにつれ、それらのトラブルには必ず原因が存在し、そのほとんどは「姿勢が悪いために呼吸がうまくできていない」という共通点を発見しました。

私たちが生きていくうえで必ず毎日必要としていること。それは食事であり、運動であり、睡眠です。

さらに掘り下げると、24時間休むことのない生命活動「呼吸」にたどり着きます。「呼吸」こそが、私たちが生きる中で、最も重要度の高い行為なのです。

そこでこの「呼吸」を、「深く息を吸って吐く」ことを意識的に行い、高い運動効果を得る方法を考えました。これが私流の「真呼吸」メソッドになりました。

新しい習慣を取り入れ、継続することは決して簡単ではありません。しかし、誰もが必ず行う「呼吸」から全身へアプローチする方法であれば、手間や時間、お金をかけずに、自ら体を改善していくことが可能です。

私のもとを訪れるクライアントさんに実践してもらうと、わずかな時間でどんな方にも抜群の結果が見受けられました。〝真呼吸ストレッチ〟は、老若男女を問わず実践でき、自己再生力を高められる最高の健康法だと確信しています。

現在、私たちを取り巻く環境は、地球規模で悪化が進んでいます。花粉症、ぜんそく、アレルギー、インフルエンザ、過呼吸……。すこやかに生きたいと願う人たちの健康を阻害する、多くの問題を生み出しています。

本書を読まれた方なら、今までなんとなく行っていた「呼吸」が、健康上とても重要な意味があることを理解していただけたと思います。

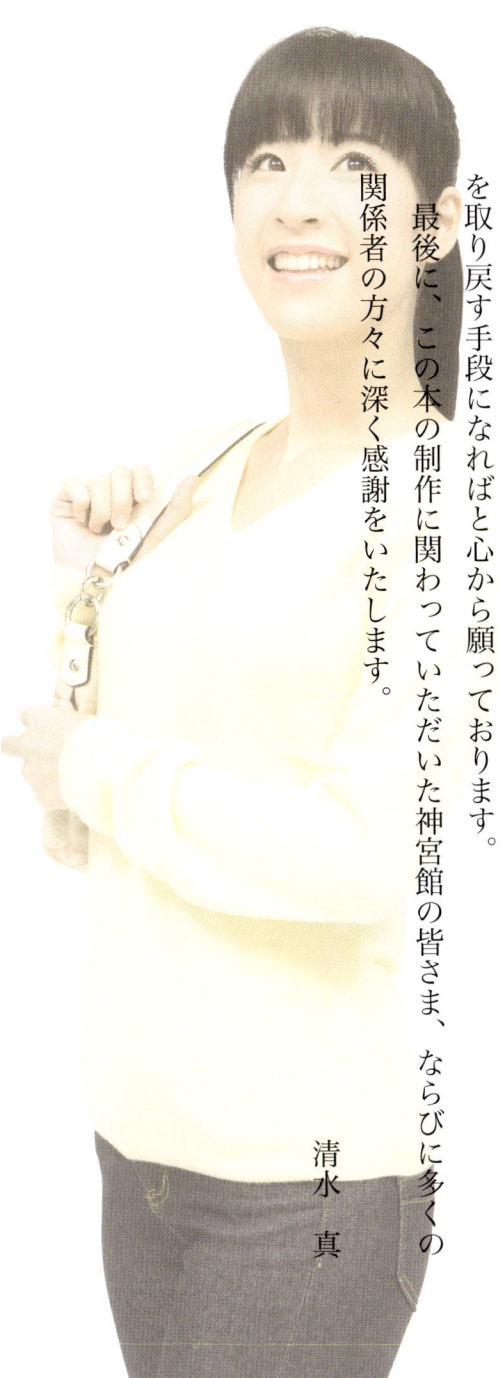

〝真呼吸ストレッチ〟が現代人の心と体のストレスをリセットし、自己再生力を取り戻す手段になればと心から願っております。

最後に、この本の制作に関わっていただいた神宮館の皆さま、ならびに多くの関係者の方々に深く感謝をいたします。

清水　真

●参考文献●

『呼吸を変えるだけで健康になる』
本間生夫著（講談社）
『「3つの体液」を流せば健康になる！』
片平悦子著（自由国民社）
『脳がめざめる呼吸術』
金森秀晃著（幻冬舎）
『クラニオセイクラル・リズム』
ダニエル・アグストーニ著／高澤昌宏監修（ガイアブックス）
『「セロトニン脳」健康法』
有田秀穂／中川一郎著（講談社）

著者プロフィール

清水　真
（しみず まこと）

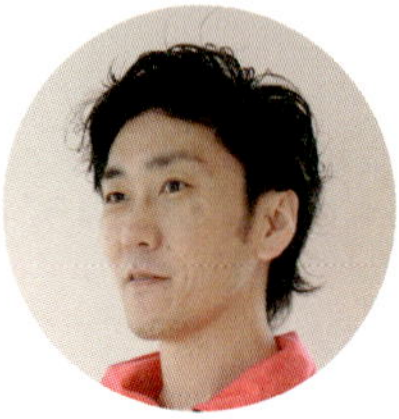

1973年北海道生まれ。
(株)NaturalHands代表取締役。一般社団法人姿勢道普及協会理事長。姿勢教育指導士、日本スポーツクラブ協会認定マスターインストラクター、中高年老年期運動指導師。2001年より北海道札幌市内を中心に整体院、整骨院、鍼灸院を展開している。「姿勢の専門家」として、これまで13万人の姿勢矯正を行い、その経験を活かし、全国で「姿勢の大切さ」の啓蒙にあたる。著書に『ねこ背は「10秒」で治る！ 身長が伸びる！ やせる！ 背のばし体操』、『大人でも身長が伸びる！ やせる！ 背のばし体操』(共に講談社)、『7日間で突然目がよくなる本』(ソフトバンククリエイティブ)などがある。若手治療家として、メディア取材実績も豊富。

(株)NaturalHandsホームページ
http://shimizumakoto.com

背伸ばし体操公式ホームページ
http://senobasi.com

特典

左記のQRコードから
清水先生がレクチャーする
「真呼吸ストレッチ」の動画
が閲覧できます。

下記アドレスから「昼の呼吸法」
「夜の呼吸法」の動画も閲覧
できます。

https://www.youtube.com/watch?v=Hy5ZW0FG3VY
https://www.youtube.com/watch?v=Xob6boono8M

たった3分で弱ったカラダが復活する
真呼吸ストレッチ
－13万人の背骨の歪みを治した奇跡のメソッド！－

2015年2月6日　初版第1刷発行

著者　清水　真
発行者　木村通子
発行所　株式会社神宮館
〒110-0015
東京都台東区東上野1丁目1番4号
電話　03-3831-1638(代)
Fax　03-3834-3332
http://www.jingukan.co.jp
印刷・製本　大日本印刷株式会社

ISBN978-4-86076-224-7

Printed in Japan

1510150